应用型高校产教融合教材

护理学专业实践教程

主　编　孙晓雪　杜红梅
副主编　张林琳　于　晶　尹　娜

哈爾濱工程大學出版社
Harbin Engineering University Press

内容简介

本书依据护理岗位中基础护理和临床护理操作的工作内容编写，全书采用项目化、理论与实践相结合的架构，着重突出对护理实践技能的培养，同时注重护理学知识体系的完整性。书中通过模拟实际工作场景，覆盖护理人员日常工作的大部分内容。全书强调能力训练，致力于培养学生分析和解决实际护理问题的能力。全书分为两大项目，内容覆盖基础护理技能实践和专科护理技能实践，如静脉输液、口腔护理等。每个项目设有前置任务，并配有课后作业以帮助学生巩固知识。各实践内容在实施过程中都有明确的操作流程，目的是在理论和实践之间建立紧密的联系。

本书可作为护理学专业本科教材，也可作为从事护理工作的专业技术人员的自学参考用书。

图书在版编目(CIP)数据

护理学专业实践教程 / 孙晓雪，杜红梅主编.
哈尔滨 ：哈尔滨工程大学出版社，2025. 4. -- ISBN
978-7-5661-4740-0

Ⅰ. R47

中国国家版本馆 CIP 数据核字第 2025JK1775 号

护理学专业实践教程
HULIXUE ZHUANYE SHIJIAN JIAOCHENG

选题策划 刘思凡
责任编辑 关 鑫
封面设计 李海波

出版发行 哈尔滨工程大学出版社
社　　址 哈尔滨市南岗区南通大街 145 号
邮政编码 150001
电　　话 0451-82519989
经　　销 新华书店
印　　刷 哈尔滨午阳印刷有限公司
开　　本 787 mm×1 092 mm 1/16
印　　张 12. 25
字　　数 291 千字
版　　次 2025 年 4 月第 1 版
印　　次 2025 年 4 月第 1 次印刷
书　　号 ISBN 978-7-5661-4740-0
定　　价 49. 00 元

http://www. hrbeupress. com
E-mail:heupress@ hrbeu. edu. cn

编　委　会

主　　编：孙晓雪　杜红梅

副 主 编：张林琳　于　晶　尹　娜

参编人员：金　璐　马　静　李　岩　姜　佳　姜　锐
张　艳　李　馨　张爱萍　刘　鑫　赵梓君
刘金迪　刘国龙　李嘉睿　刁思宇　林　昊
马诗彤　尚欣格　张佳慧　于　镇　关雅丹
佟梓硕　徐婉茹　杨春柳　吴　冰　朴贺然
杨希莹

前　言

护理学专业是一个实践性很强的专业，护理技能是护理专业人员必须具备的核心能力之一，也是各级医疗卫生机构考察和录用护理人员的一项极为重要的条件和依据。

为进一步总结经验，开拓创新，深入贯彻落实齐齐哈尔工程学院"'四真三化(FT)'课程建设模式"，学校康护工程系护理学专业以"专业实践学期"教学改革为契机、手段和动力，实施高质量护理人才教育培养计划，以提高实践能力为重点，探索与有关部门、科研院所、行业企业联合培养人才的模式，使护理学专业的教学质量和教育教学改革都有长足的进步，为全面提升护理学专业人才培养质量水平打下坚实的基础。

本书内容丰富，注重实践与理论的结合，可为护理学专业学生提供全面、系统的学习指导。在内容编排上，本书力求体现护理学专业的独特性与时代性，着重突出以下三大特色：一是强调护理实践理论的科学性与系统性；二是突出护理实践技能的实用性与操作性；三是融入护理案例的思政教育引领。全书分为基础护理实践和专科护理实践两个主要项目，涵盖体温、脉搏、呼吸和血压的测量，静脉血标本的采集，肌内注射法，心肺复苏(cardiopulmonary resuscitation，CPR)，导尿和膀胱冲洗，四步触诊法，小儿股静脉穿刺法，微量注射泵的使用，鼻导管吸氧法，灌肠法等多项护理操作流程。本书中的项目、课点、K、S、A的含义如下。

(1)项目：由两个或两个以上相互关联的独立的信息单元所组成的支撑门课的聚合体。

(2)课点：由"三元素"[知识点(K)、技能点(S)、态度点(A)]中的单个或多个通过具有互涵关系的数量、质量、序量构成的课程的基本单位，具有独立性和不确定性。

(3)K：知识点，是相对独立的知识的最小单元，解决"是什么""为什么"的问题。

(4)S：技能点，是相对独立的技能的最小单元，解决"怎么做"和"怎么做得更好"的问题。

(5)A：态度点，是人对事物的评价和行为倾向，通过道德、情感、哲思、审美、批判性思维等核心素养予以表现与评价。

本书由孙晓雪、杜红梅担任主编，由张林琳、于晶、尹娜担任副主编，由教师金璐、马静、李岩、姜佳、姜锐、张艳、李馨、张爱萍和相关专业学生刘鑫、赵梓君、刘金迪、刘国龙、李嘉睿、刁思宇、林昊、马诗彤、尚欣格、张佳慧参与编写。本书在编写过程中参考了一些书籍等文献资料，已列入参考文献，在此一并表示感谢。

随着护理学专业领域的快速发展与持续革新，其理论与实践体系尚需不断优化与深化。本书在编写过程中，虽已力求保证教材内容的质量与独特性，但鉴于编者能力与水平的局限性，书中难免存在不足或未尽完善之处。在此，我们诚挚地邀请广大使用本书的师生及其他读者能够不吝赐教，提出您宝贵的意见与建议，以便我们不断修正与改进，使本书能够日趋完善，更好地服务于护理学专业的教学与研究。

目　录

项目1　基础护理实践

课点1.1　密闭式静脉输液法

一、学习目标

(一)态度目标

1. 在静脉输液过程中能够正确、合理地选择穿刺部位,并能有意识地保护静脉。
2. 能遵守静脉输液和静脉输血相关法律法规和行业标准,树立严谨求实的工作态度。

(二)知识目标

1. 能正确解释静脉输液的原理。
2. 能正确识别静脉输液常用溶液的种类及作用。
3. 能正确说明周围静脉输液法的注意事项。
4. 能正确解释输液过程中溶液不滴的原因。
5. 能正确解释常见输液反应的原因。
6. 能运用所学知识准确地识别常见输液反应。
7. 能正确计算静脉输液的速度和时间。

(三)技能目标

1. 能用正确的方法排除输液过程中出现的各种障碍。
2. 能全面、准确地为患者做好输液前的各项准备工作。
3. 能根据具体案例,按照正确的步骤和要求完成头皮针静脉输液、留置针静脉输液的技术操作。

二、前置任务

扫码观看操作相关视频[①],完成预习。

① 本书中,视频均来源于齐齐哈尔工程学院康护工程系护理学专业技能学长。

三、操作流程

(一)工作流程

操作前	1.核对药物 (1)核对药液瓶签(药名、浓度、剂量)及给药时间和给药方法。 (2)检查药液的质量。 2.加药 (1)套上瓶套。 (2)用开瓶器启开输液瓶铝盖的中心部分，常规消毒瓶塞。 (3)按医嘱加入药物。 (4)根据病情需要有计划地安排输液顺序。 3.填写、粘贴输液单(卡) 根据医嘱填写输液单(卡)，并将填好的输液单(卡)倒贴于输液瓶上。 4.插输液器 检查输液器质量，确认无问题后取输液器，将输液器的插头插入瓶塞直至插头根部，关闭调节器。
操作中	1.核对患者信息 携用物至患者床旁，核对患者床号、姓名、腕带。再次洗手。 2.排气 (1)将输液瓶挂于输液架上。 (2)倒置茂菲氏滴管，使输液瓶内的液体流出。当茂菲氏滴管内的液面达到滴管的1/2~2/3满时，迅速转正滴管，打开调节器，使液面缓慢下降，直至排尽导管和针头内的空气。 (3)将输液管末端放入输液器包装袋内，置于治疗盘中。 3.选择穿刺部位 将静脉小垫枕置于穿刺肢体下，铺治疗巾(垫巾)，在穿刺点上方6~8 cm处扎止血带，选择穿刺血管，松开止血带。 4.消毒皮肤 常规消毒穿刺部位的皮肤，消毒范围大于5 cm，待干，备胶布。 5.二次核对患者信息 核对患者床号、姓名、腕带，所用药液的药名、浓度、剂量及给药时间和给药方法。 6.静脉穿刺 (1)再次扎止血带。 (2)嘱患者握拳。 (3)再次排气。 (4)穿刺：取下护针帽，按静脉注射法穿刺，见回血后，将针头与皮肤平行再进入少许。 7.固定 用右手拇指固定好针柄，松开止血带，叮嘱患者松拳，打开调节器。待液体滴入通畅、患者无不舒适后用输液敷贴(或胶布)固定针柄，固定穿刺点部位，最后将针头附近的输液管绕后固定。必要时用夹板固定关节。 8.调节滴速 根据患者年龄、病情及药液的性质调节药液滴速。

操作后	1.操作后处理 (1)安置卧位：撤去治疗巾，取出止血带和静脉小垫枕，协助患者取舒适卧位。 (2)将呼叫器放于患者易取得的位置。 (3)整理用物，洗手。 (4)记录。 2.更换液体 如多瓶液体连续输入，则在第一瓶液体输液时准备第二瓶液体。 (1)核对第二瓶液体，确保无误。 (2)除去第二瓶液体铝盖中心部分，常规消毒。 (3)确认滴管中的液面高度至少1/2满，拔出第一瓶内的输液插头，迅速插入第二瓶内。 (4)检查滴管液面高度是否合适、输液管中有无气泡，待点滴通畅后方可离去。 3.输液完毕后的处理 (1)确认全部液体输入完毕后，关闭输液器，清除输液敷贴(或胶布)，用无菌干棉签或无菌棉球轻压穿刺点上方，快速拔针，局部按压1~2 min(至无出血为止)。将头皮针头和输液插头捡至利器盒中。 (2)协助患者适当活动穿刺肢体，并协助其取舒适卧位。 (3)整理床单位，清理用物。 (4)洗手，做好记录。

(二)相关知识点、技能点和态度点(表 1-1-1)

表 1-1-1　相关知识点、技能点和态度点

流程	内容
操作前	K:了解密闭式静脉输液的适应证。 K:了解密闭式静脉输液的禁忌证。 S:能够全面、准确地为患者做好输液前的各项准备工作。 A:严谨求实
操作中	K:掌握计算密闭式静脉输液速度和时间的方法。 K:掌握密闭式静脉输液的目的。 S:能够根据患者静脉分布情况选择合适的静脉进行静脉穿刺。 S:掌握静脉输液的操作方法与流程,准确地为患者进行静脉输液。 S:能用正确的方法排除输液过程中出现的各种障碍。 S:能够根据具体的案例,按照正确的步骤和要求完成静脉输液的技术操作。 S:能够正确调节输液速度。 A:关爱患者,有无菌意识
操作后	K:掌握密闭式静脉输液操作注意事项。 K:记住物品分类知识。 S:能够准确识别常见的输液反应。 S:在静脉穿刺过程中能够与患者进行有效沟通,减轻患者的恐惧心理,缓解患者的不适感。 S:按消毒技术规范要求分类处理使用后的物品。 A:关爱患者

四、教学内容

(一)常用输液部位

1. 周围浅静脉

周围浅静脉主要分布在皮下,位于四肢的末端。上肢常见的浅静脉包括肘正中静脉、头静脉、贵要静脉及手背静脉网。手背静脉网通常是成年患者输液时的首选位置,而肘正中静脉、贵要静脉和头静脉则常用于采血、静脉注射药物或作为经外周静脉穿刺的中心静脉导管(peripherally inserted central venous catheter,PICC)的穿刺点。

下肢的浅静脉主要包括大隐静脉、小隐静脉和足背静脉网。下肢的浅静脉通常不作为输液的首选部位,因为下肢静脉内有静脉瓣,容易形成血栓。虽然小儿常使用足背静脉进行输液,但成人一般不推荐使用,因为容易引发血栓性静脉炎。

2. 头皮静脉

头皮静脉分布广泛,相互连接,形成网状结构,且位置表浅、易于观察,不易滑动,便于固定,因此常用于小儿的静脉输液。较大的头皮静脉包括颞浅静脉、额静脉、枕静脉和耳后静脉。

3. 锁骨下静脉和颈外静脉

锁骨下静脉和颈外静脉通常用于中心静脉插管。对于需要长期输液或需要静脉高营养治疗的患者,这些部位是常用的选择。导管通过锁骨下静脉或颈外静脉插入,远端留置在右心室上方的上腔静脉中。

(二)常用输液的作用

1. 晶体溶液

晶体溶液的相对分子质量较小,在血管内停留的时间较短,主要用于维持细胞内外的水分平衡,并可有效纠正体液和电解质的失衡。常见的晶体溶液包括以下几类。

(1)葡萄糖溶液

葡萄糖溶液主要用于补充水分和热量,减少蛋白质的消耗,防止酮体生成,并促进钠(钾)离子进入细胞内。每克葡萄糖在体内氧化可产生 16.480 J(4 cal)的热量。葡萄糖进入人体后迅速分解,通常不会产生高渗作用,也不会引起利尿。临床上常用的葡萄糖溶液有 5%和 10%两种质量浓度①。

(2)等渗电解质溶液

等渗电解质溶液用于补充水分和电解质,维持体液和渗透压的平衡。体液丢失时通常伴随电解质的紊乱,血浆容量与血液中钠离子的水平密切相关。缺钠时,血容量往往也会下降,因此补充液体时需要兼顾水和电解质的平衡。常用的等渗电解质溶液包括 0.9%氯化钠溶液(生理盐水)、复方氯化钠溶液(林格氏等渗溶液)和 5%葡萄糖氯化钠溶液。

---

① 如无特殊说明,本书中所涉及的氯化钠溶液、葡萄糖溶液、葡萄糖氯化钠溶液、碳酸氢钠溶液、乳酸钠溶液、甘露醇、山梨醇、白蛋白、肥皂液、过氧化氢溶液等的百分数均为质量浓度。

(3)碱性溶液

碱性溶液用于纠正酸中毒,调节酸碱平衡失调。常见的碱性溶液包括以下几种。

① 碳酸氢钠溶液

碳酸氢钠进入人体后分解为钠离子和碳酸氢根离子,其中,碳酸氢根离子可以与体液中的氢离子结合生成碳酸,最终以二氧化碳和水的形式排出体外。此外,碳酸氢钠还能直接提高血液中的二氧化碳结合力。碳酸氢钠溶液的优点是补碱迅速,且不易加重乳酸血症。但需要注意的是,碳酸氢钠在中和酸后生成的碳酸必须以二氧化碳的形式通过肺部排出,因此对呼吸功能不全的患者而言,此溶液使用受限。临床上常用的碳酸氢钠溶液的质量浓度为5%和1.4%。

② 乳酸钠溶液

乳酸钠进入人体后分解为钠离子和乳酸根离子,其中,钠离子与血液中的碳酸氢根离子结合形成碳酸氢钠,而乳酸根离子可与氢离子结合生成乳酸。然而,患者在处于休克、肝功能不全、缺氧、右心衰竭或新生儿等情况下,对乳酸的利用能力较差,此时使用乳酸钠溶液可能会加重高乳酸血症,因此不宜使用。临床上常用的乳酸钠溶液的质量浓度为11.2%和1.84%。

(4)高渗溶液

高渗溶液用于利尿和脱水,可在短时间内提高血浆渗透压,促使组织水分进入血管,消除水肿,同时降低颅内压,改善中枢神经系统功能。临床上常用的高渗溶液包括20%甘露醇、25%山梨醇和25%~50%葡萄糖溶液。

2. 胶体溶液

胶体溶液的相对分子质量较大,能够在血管内停留较长时间,可有效维持血浆胶体渗透压、增加血容量、改善微循环,并可提升血压。以下是临床上常用的胶体溶液。

(1)右旋糖酐溶液

右旋糖酐溶液是一种水溶性多糖类高分子聚合物。常用的右旋糖酐溶液分为中分子右旋糖酐溶液和低分子右旋糖酐溶液两种。中分子右旋糖酐溶液(平均相对分子质量约为7.5万)主要用于提高血浆胶体渗透压和扩充血容量;而低分子右旋糖酐溶液(平均相对分子质量约为4万)的主要作用是降低血液黏稠度、减少红细胞聚集、改善血液循环和组织灌注、预防血栓形成。

(2)血浆代用品

血浆代用品的作用与低分子右旋糖酐溶液类似,具有良好的扩容效果。其在输入人体后能显著增加循环血量和心排血量,且在体内停留时间比右旋糖酐溶液更长,过敏反应较少。在患者出现急性大出血时,血浆代用品可与全血联合使用。常见的血浆代用品包括羟乙基淀粉(706代血浆)、聚明胶肽注射液和乙烯吡咯酮等。

(3)血液制品

血液制品可以提高胶体渗透压、扩充循环血容量,同时可补充蛋白质和抗体,有助于组织修复和增强机体免疫力。常用的血液制品包括5%白蛋白和血浆蛋白等。

3. 静脉高营养液

静脉高营养液能够提供热量、补充蛋白质、维持正氮平衡,并能够供给多种维生素和矿物质。其主要成分包括氨基酸、脂肪酸、维生素、矿物质、高浓度葡萄糖或右旋糖酐及水分。

对于营养摄入不足或无法通过消化道获取营养的患者,可以通过静脉插管输注静脉高营养液来维持营养供给。常用的静脉高营养液包括复方氨基酸和脂肪乳等。

在确定输入溶液的种类和用量时,需根据患者体内水电解质及酸碱平衡紊乱的程度进行调整。通常遵循以下原则:"先晶体后胶体""先盐后糖""宁酸勿碱"。在补钾过程中,需遵循"四不宜"原则:

(1)不宜过浓:钾浓度不超过 40 mmol/L。

(2)不宜过快:补钾速度不超过 20~40 mmol/h。

(3)不宜过多:根据血清钾水平,每日补钾总量控制在 60~80 mmol(以每克氯化钾相当于 13.41 mmol 钾计算,需补充氯化钾 4.5~6 g/d)。

(4)不宜过早:需在患者排尿后补钾,通常要求尿量超过 40 mL/h 或 500 mL/d 时方可开始补钾。

在输液过程中,需严格控制输液速度,密切观察患者的反应,并根据病情变化及时调整治疗方案。

五、注意事项

(1)严格遵守无菌操作和查对制度,以防止感染和差错事故的发生。

(2)合理安排输液顺序,根据患者的病情、治疗原则及药物的紧急程度、半衰期等因素,科学分配药物。

(3)保护静脉,即对于需要长期输液的患者,应优先选择远端小静脉进行穿刺(抢救情况除外),以保护和合理使用静脉。

(4)排除空气,即输液前需排尽输液管和针头内的空气,并在药液滴完前及时更换输液瓶(袋)或拔针,避免空气栓塞的发生。

(5)注意药物配伍,即对于刺激性或特殊药物,需确保针头已刺入静脉后再输入,同时注意药物的配伍禁忌。

(5)控制输液速度,即对于有心、肺、肾疾病的患者,老年人,婴幼儿,以及需要输注高渗溶液、含钾药物或升压药物的患者,应适当减慢输液速度;而对于严重脱水且心肺功能良好的患者,可适当加快输液速度。

六、学习产出

(一)技能考核评分标准

技能考核中,85 分及以上为合格(表 1-1-2)。

表 1-1-2 密闭式静脉输液技术评分标准(1)

程序	规范项目	分值	评分标准	扣分	得分
操作前准备(20 分)	1. 仪表端庄,着装整洁	2	有一处不符合要求,扣 1 分		
	2. 核对医嘱、治疗单或输液卡	5	未核对,扣 5 分;有一处不符合要求,扣 1 分		

表 1-1-2(续1)

程序	规范项目	分值	评分标准	扣分	得分
操作前准备(20分)	3. 评估 (1)询问、了解患者的身体状况。 (2)评估患者穿刺部位的皮肤、血管状况。 (3)向患者解释操作目的,取得患者配合,并使患者做好输液前准备,如排空大小便等	6	未评估,扣6分;评估不全,每少一项,扣2分;未解释,扣2分		
	4. 洗手,戴口罩	2	有一处不符合要求,扣1分		
	5. 用物准备 手消毒液,内铺清洁治疗巾的治疗盘,一次性输液器,胶布或输液敷贴,止血带,垫巾,棉签,皮肤消毒剂,药液,瓶套,启瓶器,笔,胶水,手表,治疗单、输液单(卡)、治疗碗、输液架、盛污物容器;如需加药按医嘱备药物,另备一次性注射器、砂轮、利器盒	5	少一件或有一件不符合要求,扣1分		
操作流程(60分)	1. 核对 (1)输液单(卡):床号、姓名、药名、浓度、剂量、用法、时间。 (2)液体:药名、浓度、剂量和有效期等,瓶口有无松动,瓶身有无裂痕,对光检查药液是否浑浊、沉淀或有絮状物	5	未核对,扣5分;未检查,每项各扣2分;检查不全,每处扣1分;有一处不符合要求,扣1分		
	2. 粘贴输液单(卡),并在输液单(卡)核对者处签名。套上瓶套,开启药瓶中心部分,常规消毒瓶口	3	未签名,扣3分;未消毒或消毒方法不对,扣1分		
	3. 检查一次性输液器:名称、生产日期、有效期、包装完整性,取出,将输液器插入瓶塞至针头根部	2	未检查,扣2分;漏检查一项,扣1分		
	4. 携用物至患者床旁,核对患者床号、姓名、药液,告知患者药名和作用	5	未核对,扣5分;未告知,扣3分;解释不全,扣2分;态度不认真、语言不亲切,各扣1分		
	5. 告知患者配合方法,协助患者取舒适体位	3	体位不舒适,扣3分;有一处不符合要求,扣1分		

表 1-1-2(续 2)

程序	规范项目	分值	评分标准	扣分	得分
操作流程(60分)	6. 固定针栓和护针帽,关闭调节器,将药瓶挂在输液架上排气,使输液管内充满溶液,茂菲氏滴管内有 1/3~1/2 液体,排气,将带有护针帽的针头妥善固定在输液架上	5	未固定针栓和护针帽、未关闭调节器、排气方法不正确、一次排气不成功、浪费药液,各扣 1 分;有一处不符合要求,扣 1 分		
	7. 铺垫巾及扎止血带,选择静脉,消毒皮肤,输液进针前查对,确认无误	4	体位不舒适,扣 1 分;扎止血带不符合要求,消毒范围、方法不正确,各扣 1 分;有一处不符合要求,扣 1 分		
	8. 取下针帽排气,再次检查茂菲氏滴管下端有无气泡,进行穿刺,见回血后再沿静脉进针少许,松开止血带,打开调节器,以输液敷贴妥善固定针头及穿刺点,取出止血带及垫巾,将输液肢体放置舒适	10	未复查排气、输液管下端有气体,各扣 1 分;进针方法不正确,扣 3 分;退针一次,扣 2 分;拔出皮肤重新穿刺,扣 5 分;两次不成功,扣 8 分;不松止血带、调节器,各扣 1 分;固定不牢,扣 1 分;肢体放置不舒适,扣 1 分;有一处不符合要求,扣 1 分		
	9. 输液后查对,确认无误	3	未再次核对,扣 3 分		
	10. 调节输液速度(滴速),一般成人为 40~60 滴/min,儿童为 20~40 滴/min,或遵医嘱	8	未调滴速,扣 8 分;滴数误差每 5 滴扣 2 分		
	11. 询问患者对操作的感受,告知注意事项,放置呼叫器于患者可及处	5	未告知注意事项,扣 5 分;告知不全,酌情扣 1~5 分;有一处不符合要求,扣 1 分		
	12. 协助患者取舒适体位,整理床单位和用物,致谢	2	体位不舒适,扣 2 分;未整理床单位扣 1 分		
	13. 洗手	1	未洗手,扣 1 分		
	14. 在输液单(卡)上签名,并记录	4	未签名,扣 2 分;未记录,扣 2 分;有一处记录不符合要求,扣 2 分		
操作后评价(15分)	1. 按消毒技术规范要求分类处理使用后物品	3	有一处不符合要求,扣 1 分		
	2. 正确指导患者 (1)告知患者所输药物。 (2)告知输液中的注意事项	5	未指导,扣 5 分;指导不全,每少一处,扣 1 分		
	3. 语言通俗易懂,态度和蔼,沟通有效	2	态度、语言不符合要求,各扣 1 分;沟通无效,扣 2 分		
	4. 全过程动作熟练、规范,符合操作原则	5	有一处不符合要求,酌情扣 1~2 分		

表 1-1-2(续3)

程序	规范项目	分值	评分标准	扣分	得分
回答问题(5分)	1. 目的 (1)维持水和电解质、酸碱平衡,补充水分。 (2)增加血容量、维持血压。 (3)利尿消肿、治疗疾病等。 2. 注意事项 (1)严格执行无菌操作及查对制度,当加入其他药液时在药液瓶签上注明药名、剂量。对长期输液的患者,选用静脉时自远心端开始,注意保护、交替使用静脉。 (2)对昏迷患者、小儿等不合作患者应选用易固定部位静脉,并以夹板固定肢体。 (3)在输入强刺激性特殊药物时,应在确定针头已刺入静脉内时再加药,给药后加快滴速,片刻后调回原滴速。 (4)严防空气进入静脉,加药更换液体及结束输液时,均需保持输液管内充满液体。 (5)大量输液时,根据医嘱安排输液计划,并注意配伍禁忌。 (6)连续输液时应每 24 h 更换输液器一次。 (7)加强巡视,随时观察输液是否通畅、滴速及患者对药物的反应,如发现异常应立即处理,必要时停止输液并通知医生	5	有一项内容回答不全或回答错误,扣0.5分		
总分		100			

注:本书中所有评分标准表格中各项目扣分,扣满即止,不超扣。

(二)其他

以个人为单位考核,考核地点为医院或社区,考核内容为密闭式静脉输液法的操作。在学生操作的过程中,判断学生的操作是否规范;是否严格执行了无菌操作及查对制度;能否准确识别和处理常见的输液反应;能否与患者进行有效沟通,减轻患者恐惧心理,缓解患者的不适感;能否按照消毒技术规范要求分类处理使用后物品等。同时,对学生的操作速度、熟练程度、操作过程中的安全意识和应急处理能力等方面进行评价,准确率达到85%及以上为合格。

本课点旨在培养学生的职业素养、沟通技巧和人文关怀能力。

七、课后作业

(1)患者:赵某,女性,40岁,因乳腺炎继发金黄色葡萄球菌感染入院,现需静点头孢类抗生素进行治疗。你作为值班护士需为该患者实施静脉输液操作,从上午9时开始输液,液体总量为1 000 mL,输液速度为50滴/min,其输液结束的时间应是什么时候?

(2)患者:王某,45岁,体温为38.6 ℃,脉搏为116次/min,咽喉疼痛,诊断为化脓性扁桃体炎。在做青霉素皮试后约2 min,患者突然胸闷气促、面色苍白、脉搏细速、出冷汗,血压为70/50 mmHg(1 mmHg=133.322 4 Pa)。请问:患者发生了什么情况,如何处理?

八、知识拓展

输液港

输液港,又称植入式静脉给药装置,是一种完全植入人体的闭合输液装置。它主要包括位于中心静脉的导管部分及埋植于皮下的输液座。这种装置为需要长期输液及化疗的患者提供了安全可靠的静脉通道。它不仅能够将各种高浓度、强刺激的药物直接输送至中心静脉处,防止造成外周静脉炎和血管硬化等,还能有效避免液体外渗等原因导致的局部组织坏死。

输液港的使用和维护需要医护人员的专业操作。在每次使用前,医护人员都需要对局部进行清洗和消毒,确保没有细菌或污垢残留。输液结束后,医护人员需要进行正确的封管操作,并使用规定的封管液。同时,为了保持输液港周围的皮肤清洁干燥,医护人员需要定期更换敷料,并检查皮肤是否有红肿、疼痛等异常情况。

然而,尽管输液港带来了许多便利,但患者也需要注意可能出现的并发症,如静脉炎、过敏、气体栓塞、导管脱落、血栓栓塞等。一旦出现任何不适症状,如红肿、疼痛、发热等,应及时就诊,以便医护人员及时处理。

总的来说,输液港是一种有效的医疗装置,但其使用和维护需要医护人员的专业指导和操作,患者也需要积极配合并注意可能出现的并发症。

课点1.2　生命体征的评估与护理

一、学习目标

(一)态度目标

在熟练进行生命体征测量操作的同时,关心关爱患者,能够做到以患者为中心,养成关爱患者的职业素养。

(二)知识目标

1. 能了解体温、脉搏、呼吸和血压测量的适应证。
2. 能了解体温、脉搏、呼吸和血压测量的禁忌证。
3. 能正确说出体温、脉搏、呼吸和血压测量的注意事项。

(三)技能目标

1. 能够根据患者年龄等因素选择合适的测量方法,正确完成生命体征的测量。
2. 能够以正确的方式读出并记录患者的体温、脉搏、呼吸和血压。
3. 能够正确绘制体温单中的生命体征或录入移动护理信息系统的终端设备。
4. 在测量生命体征时能够为患者进行正确的健康指导。

二、前置任务

扫码观看操作相关视频,完成预习。

三、操作流程

(一)工作流程

1. 体温的测量

操作前 →

1.评估患者并解释

(1)评估:患者的年龄、病情、意识、治疗情况、心理状态及合作程度。

(2)解释:向患者及家属解释体温测量的目的、方法、注意事项及配合要点。

2.患者准备

(1)了解体温测量的目的、方法、注意事项及配合要点。

(2)体位舒适,情绪稳定。

(3)测温前20~30 min若有运动、进食、冷/热饮、冷/热敷、洗澡、坐浴、灌肠等,应休息30 min后再测量。

3.环境准备

室温适宜、光线充足、环境安静。

4.护士准备

衣帽整洁,修剪指甲、洗手、戴口罩。

操作中

1.核对
携用物至患者床旁，核对患者床号、姓名、腕带。
2.测量
选择测量体温的方法。下面以腋温测量为例。
(1)部位：将体温计水银端放于腋窝正中。
(2)方法：擦干汗液，将体温计紧贴皮肤，屈臂过胸，夹紧。
(3)时间：10 min。
3.取表
取出体温计，用消毒纱布擦拭。
4.读数

操作后

1.协助
协助病人穿衣、裤，取舒适体位。
2.消毒
体温计消毒。
3.绘制或录入
洗手后绘制体温单或录入移动护理信息系统的终端设备。

2. 脉搏的测量

操作前

1.评估患者并解释
(1)评估：患者的年龄、病情、治疗情况、心理状态及合作程度。
(2)解释：向患者及家属解释脉搏测量的目的、方法、注意事项及配合要点。
2.患者准备
(1)了解脉搏测量的目的、方法、注意事项及配合要点。
(2)体位舒适，情绪稳定。
(3)测量前若有剧烈运动、紧张、恐惧、哭闹等，应休息20~30 min后再测量。
3.环境准备
室温适宜、光线充足、环境安静。
4.护士准备
衣帽整洁，修剪指甲、洗手、戴口罩。

操作中

1.核对
携用物至患者床旁，核对患者床号、姓名、腕带。
2.体位
卧位或坐位；手腕伸展，手臂放舒适位置。
3.测量
护士以示指、中指、无名指的指端按压在桡动脉处，按压力量适中，以能清楚测得脉搏搏动为宜。
4.计数
正常脉搏测30 s，乘以2。若发现患者脉搏短绌，应由2名护士同时测量，一人听心率，另一人测脉率，由听心率者发出“起”或“停”口令，计时1 min。

操作后

1.记录
2.绘制或录入
洗手后绘制体温单或录入移动护理信息系统的终端设备。

3. 呼吸的测量

操作前

1.评估患者并解释
(1)评估：患者的年龄、病情、治疗情况、心理状态及合作程度。
(2)解释：向患者及家属解释呼吸测量的目的、方法、注意事项。
2.患者准备
(1)了解呼吸测量的目的、方法、注意事项。
(2)体位舒适，情绪稳定，保持自然呼吸状态。
(3)测量前如有剧烈运动、情绪激动等，应休息20～30 min后再测量。
3.环境准备
室温适宜、光线充足、环境安静。
4.护士准备
衣帽整洁，修剪指甲、洗手、戴口罩。

操作中

1.核对
携用物至患者床旁，核对患者床号、姓名、腕带。
2.体位
取舒适体位。
3.方法
护士将手放在患者的诊脉部位似诊脉状，眼睛观察患者胸部或腹部的起伏情况。
4.观察
呼吸频率(一起一伏为一次呼吸)、深度、节律、音响、形态及有无呼吸困难。
5.计数
正常呼吸测30 s，乘以2。

操作后

1.记录
2.绘制或录入
洗手后绘制体温单或录入移动护理信息系统的终端设备。

4. 血压的测量

操作前

1.评估患者并解释
(1)评估：患者的年龄、病情、治疗情况、既往血压状况、服药情况、心理状态及合作程度。
(2)解释：向患者及家属解释血压测量的目的、方法、注意事项及配合要点。
2.患者准备
(1)了解血压测量的目的、方法、注意事项及配合要点。
(2)体位舒适，情绪稳定。
(3)测量前有吸烟、运动、情绪变化等，应休息15~30 min后再测量。
3.环境准备
室温适宜、光线充足、环境安静。
4.护士准备
衣帽整洁，修剪指甲、洗手、戴口罩。
5.用物准备
治疗盘内备血压计、听诊器、记录本(体温单)、笔。

操作中

1.核对

携用物至患者床旁，核对患者床号、姓名、腕带。

2.肱动脉测量法

(1)体位：手臂位置(肱动脉)与心脏成同一水平。坐位：平第四肋；仰卧位：平腋中线。

(2)手臂：卷袖、露臂、手掌向上、肘部伸直。

(3)血压计：打开、垂直放置，开启水银槽开关。

(4)缠袖带：驱尽袖带内空气，将其平整置于上臂中部，下缘距肘窝2～3 cm，松紧以能插入一指为宜。

(5)充气：触摸肱动脉搏动，将听诊器胸件置于肱动脉搏动最明显处，一手固定，另一手握加压气球，关气门，充气至肱动脉搏动消失再升高20~30 mmHg。

(6)放气：缓慢放气，速度以水银柱下降速度为4 mmHg/s为宜，注意水银柱刻度和肱动脉声音的变化。

(7)判断：听诊器出现第一声搏动音时，水银柱所指的刻度即为收缩压；搏动音突然变弱或消失时，水银柱所指的刻度即为舒张压。

3.腘动脉测量法

(1)体位：仰卧、俯卧、侧卧。

(2)患者：卷裤，卧位舒适。

(3)缠袖带：将袖带缠于大腿下部，其下缘距腘窝3～5 cm，将听诊器置于腘动脉搏动最明显处。

(4)其余操作同肱动脉测量法。

操作后

1.整理血压计

排尽袖带内余气，拧紧压力阀门，整理后放入盒内。将血压计盒盖右倾45°，使水银全部流回槽内，关闭水银槽开关，盖上盒盖，平稳放置。

2.恢复患者体位

3.记录

将所测得的血压值按收缩压/舒张压（mmHg）的形式记录在记录本上，或者输入到移动护理信息的终端设备上，如120/80 mmHg。

(二)相关知识点、技能点和态度点(表1-2-1)

表1-2-1　相关知识点、技能点和态度点

流程	内容
操作前	K:了解体温的形成、产热与散热及体温调节;脉搏的形成过程;血压的形成及影响因素;呼吸的过程及调节。 K:了解体温、呼吸、脉搏、血压测量的适应证。 K:了解体温、呼吸、脉搏、血压测量的禁忌证。 S:能够根据患者年龄等因素选择合适的测量方法,正确完成体温、呼吸、脉搏、血压的测量。 A:关爱患者,严谨求实
操作中	K:理解体温、脉搏、呼吸、血压的正常值及异常值;对于异常的体温、脉搏、呼吸、血压,能采取有效的护理措施。 S:能够根据具体的案例,按照正确的步骤和要求完成生命体征的测量。 A:关爱患者

表 1-2-1(续)

流程	内容
操作后	K:掌握体温、呼吸、脉搏、血压测量的注意事项。 S:能够以正确的方式读出并记录患者的体温、呼吸、脉搏、血压。 S:能够正确绘制体温单中的体温、呼吸、脉搏、血压或录入移动护理信息系统的终端设备。 S:在测量体温、呼吸、脉搏、血压时能够对患者进行正确的健康指导。 A:关爱患者,严谨求实

四、教学内容

(一)体温的生理变化

体温受多种因素的影响会发生生理性波动,但波动范围通常较小,一般不超过 0.5~1.0 ℃。在测量体温时,需综合考虑以下因素。

1. 昼夜节律

正常人的体温在 24 h 内呈现出周期性的波动,在清晨 2~6 时最低,在午后 2~6 时最高。这种昼夜周期性的波动称为昼夜节律。老年人由于自主神经功能的变化,其体温的昼夜节律可能减弱。

2. 年龄差异

不同年龄段的人的体温因基础代谢水平不同而有所差异。儿童和青少年的体温通常高于成人,而老年人的体温则低于青壮年。新生儿,尤其是早产儿,其体温调节功能尚未发育完全,容易受环境温度的影响,因此需要加强护理,注意保暖。老年人因体温调节功能下降而对外界极端温度更为敏感,75 岁以上的老年人发生低体温的风险较高。

3. 性别差异

成年女性的平均体温比男性高 0.3 ℃,这可能与女性皮下脂肪较厚、散热较少有关。女性的基础体温随月经周期呈现出规律性的变化:排卵前体温较低,排卵日体温最低,排卵后体温升高。这与女性体内孕激素水平的周期性变化有关,孕激素具有升高体温的作用。因此,临床上可通过连续测量基础体温来判断女性 的排卵情况。

4. 肌肉活动

在进行剧烈运动或劳动时,骨骼肌强烈收缩,产热增加,会导致体温升高。因此,测量体温应在患者处于安静状态下进行。

5. 情绪与压力

情绪激动或压力增加会导致体内肾上腺素和去甲肾上腺素释放增多,新陈代谢加快,产热增加,从而引起体温升高。

6. 饮食与环境

进食后体温会升高,而饥饿或禁食时体温会下降。此外,环境温度和药物也会影响体温。例如,麻醉药物可能抑制体温调节中枢或影响传入路径的活动,导致血管扩张、散热增加,降低机体对寒冷环境的适应能力。因此,手术患者在术中和术后需注意保暖。

(二)脉搏的生理变化

1. 脉搏的产生

脉搏是由心脏的节律性收缩和舒张引起的。当心脏收缩时,左心室将血液泵入动脉,使动脉管壁扩张;当心脏舒张时,动脉管壁弹性回缩。这种随着心脏舒缩而产生的周期性起伏搏动即为动脉脉搏。

2. 脉搏的生理变化

(1)脉率(pulse rate)

脉率是指每分钟脉搏搏动的次数。正常成人在安静状态下的脉率为 60~100 次/min。通常情况下,脉率与心率一致。脉率受下列多种因素的影响。

① 年龄

脉率随年龄增长而逐渐降低,但在老年阶段可能略有增加。

② 性别

女性的脉率通常比男性稍快。

③ 体型

体表面积较大的人脉率较慢,因此身材高大者的脉率通常比矮小者慢。

④ 活动与情绪

运动、兴奋、恐惧、愤怒或焦虑时脉率增快;休息或睡眠时脉率减慢。

⑤ 饮食

进食、饮用浓茶或咖啡会使脉率增快;禁食则会使脉率减慢。

⑥ 体位

站立或坐位时的脉率比卧位时略快。

⑦ 药物

使用兴奋剂或肾上腺素等药物会使脉率增快;而使用镇静剂或洋地黄类药物会使脉率减慢。

⑧ 病理情况

失血或脱水引起的低血容量会使脉率增快,某些疾病也可能导致脉率改变。

(2)脉律(pulse rhythm)

脉律是指脉搏的节律性,反映了左心室的收缩情况。正常脉律均匀规则,间隔时间相等。但在正常儿童、青年和部分成人中,可能会出现吸气时脉率增快、呼气时减慢的现象,称为窦性心律不齐,通常无临床意义。

(3)脉搏的强弱

脉搏的强弱是指血流冲击血管壁的强度,可通过触诊感知。正常情况下,脉搏的强弱一致。脉搏的强弱与心搏输出量、脉压及周围血管阻力有关。

(4)动脉壁的情况

正常动脉管壁光滑、柔软且富有弹性。通过触诊可以感知动脉壁的性质。

(三)呼吸的生理变化

1. 正常呼吸

正常成人在安静状态下的呼吸频率为16~20次/min,节律规则,呼吸运动均匀、无声且不费力。呼吸与脉搏的比例通常为1∶4。男性和儿童多以腹式呼吸为主,而女性则以胸式呼吸为主。

2. 生理变化

(1)年龄

年龄越小,呼吸频率越快。例如,新生儿的呼吸频率约为44次/min。

(2)性别

同年龄段的女性的呼吸频率通常比男性稍快。

(3)活动

剧烈运动会使呼吸加深加快;而在休息和睡眠时,呼吸会减慢。

(4)情绪

强烈的情绪变化,如紧张、恐惧、愤怒、悲伤等,会刺激呼吸中枢,导致呼吸加快或屏气。

(5)血压

血压的显著波动会反射性地影响呼吸:血压升高时,呼吸减慢减弱;血压降低时,呼吸加快加强。

(6)其他因素:环境温度升高也会使呼吸加深加快。

(四)血压的生理变化

1. 正常血压

测量血压时,通常以肱动脉的血压测量值为标准。正常成人在安静状态下的血压范围相对稳定,收缩压为90~139 mmHg,舒张压为60~89 mmHg,脉压为30~40 mmHg。

2. 生理变化

(1)年龄

随着年龄的增长,收缩压和舒张压均呈逐渐上升趋势,其中收缩压的升高更为明显。

(2)性别

女性的血压在更年期前通常低于男性;在更年期后,血压升高,性别差异减小。

(3)昼夜与睡眠

血压具有明显的昼夜波动规律,即夜间血压最低,清晨起床后血压迅速上升。大多数人的血压在凌晨2~3时达到最低点,在上午6~10时和下午4~8时各有一个高峰,在晚上8时后逐渐下降,呈现出“双峰双谷”的日节律。老年人血压的这种“日高夜低”的现象更为显著,低谷与高峰明显。睡眠不佳时,血压可能略有升高。

(4)环境

在寒冷环境中,由于末梢血管收缩,血压可能略有上升;而在高温环境中,由于皮肤血管扩张,血压可能略有下降。

(5)体型

身材高大者或肥胖者的血压通常较高。

(6)体位

立位血压高于坐位血压,坐位血压高于卧位血压,这与重力引起的代偿机制有关。长期卧床或使用某些降压药物的患者,在从卧位转为立位时,可能会出现头晕、心慌、站立不稳甚至晕厥等体位性低血压症状。

(7)身体的不同部位

通常人体右上肢血压高于左上肢,原因是右侧肱动脉来自主动脉弓的第一大分支无名动脉,而左侧肱动脉来自主动脉的第三大分支左锁骨下动脉,因此右侧血压比左侧高 10~20 mmHg;下肢血压比上肢高 20~40 mmHg,这与股动脉管径较粗、血流量较大有关。

(8)运动

运动时血压的变化与运动方式有关。以等长收缩为主的运动(如持续握拳)会使血压升高;以等张收缩为主的运动(如步行、骑自行车),在运动初期会使血压升高,随后由于血流量重新分配和有效循环血量的变化,会使血压逐渐恢复正常。

此外,情绪波动(如激动、紧张、恐惧、兴奋)、排泄、吸烟等活动可能导致血压升高。饮酒、摄入过多盐分以及某些药物也会对血压产生影响。

五、注意事项

1. 体温的测量

(1)测量体温前应清点体温计数量,检查体温计有无破损,并定期校验体温计的准确性。

(2)以下情况禁止进行口温测量:婴幼儿,精神异常、昏迷、口腔疾病、经口鼻手术或张口呼吸者。

以下情况禁止进行腋温测量:腋下有创伤、经手术、有炎症、出汗较多,或因肩关节受伤、消瘦而无法夹紧体温计者。

以下情况禁止进行肛温测量:经直肠或肛门手术、腹泻患者。此外,心肌梗死患者也不宜测肛温,以免刺激肛门引发迷走神经反射,导致心动过缓。

(3)对于婴幼儿、危重患者或躁动患者,需专人看护,防止意外发生。

(4)若患者在测口温时不慎咬破体温计,应立即清除玻璃碎屑,避免损伤口腔及消化道黏膜,随后口服蛋清或牛奶以延缓汞的吸收。若病情允许,可食用粗纤维食物促进汞的排出。

(5)避免在运动、进食、饮用冷热饮、冷热敷、洗澡、坐浴或灌肠后立即测量体温,以免影响结果。

(6)若体温与病情不符,需查找原因并重新测量。

2. 脉搏的测量

(1)测量脉搏时应避免使用拇指,因为拇指的小动脉搏动较强,容易与患者的脉搏相混淆。

(2)对于异常脉搏,应测量 1 min;若脉搏细弱难以触诊,可测量心尖搏动 1 min。

3. 血压的测量

(1)定期检测和校对血压计。测量前需检查血压计是否完好,包括确认玻璃管无裂损、刻度清晰、加压气球和橡胶管无老化漏气、袖带宽窄合适、水银充足无断裂,以及听诊器传导正常。

(2)对于需要持续监测血压的患者,应做到“四定”,即定时间、定部位、定体位、定血压计,以确保测量结果的准确性和可比性。

(3)若血压听不清或异常,应重新测量。重测时需将水银柱降至“0”点,稍等片刻后再测,必要时进行双侧对照。

(4)注意避免因测压装置(血压计、听诊器)、测量者、受检者或测量环境等因素而导致的误差,以确保测量结果的准确性。

(5)根据《中国高血压防治指南2010》,连续两次血压测量应相隔1~2 min,取两次读数的平均值记录。若收缩压或舒张压的两次读数相差5 mmHg以上,需再次测量,取3次读数的平均值记录。首诊时应测量两上臂血压,之后通常测量较高读数一侧的上臂血压。

4. 呼吸的测量

(1)呼吸受意识控制,因此测量前不必向患者解释,测量过程中应避免患者察觉,以免其紧张影响结果准确性。

(2)对于危重患者或呼吸微弱者,可将少许棉花置于患者鼻孔前,观察棉花被吹动的次数,计时1 min。

六、学习产出

(一)技能考核评分标准

技能考核中,85分及以上为合格(表1-2-2)。

表1-2-2　生命体征测量操作评分标准

程序	规范项目	分值	评分标准	扣分	得分
操作前准备(20分)	1. 仪表端庄,着装整洁	2	有一处不符合要求,扣1分		
	2. 核对医嘱、治疗单(有医嘱时)	5	未核对,扣5分;有一处不符合要求,扣1分		
	3. 评估 (1)询问、了解患者的身体状况。 (2)正确评估患者及测量方法。 (3)向患者解释操作目的,取得配合	6	未评估,扣6分;评估不全,每少一处,扣1分;未解释,扣2分		
	4. 洗手	2	未洗手,扣2分		
	5. 准备用物 秒表,记录本,笔,体温计,血压计,听诊器,清洁容器(放置清洁体温计,容器内垫消毒纱布)。若测肛温则应备润滑剂、棉签、污染容器(放置测温后的体温计),必要时备棉花	5	少一件或有一件不符合要求,扣1分		

表 1-2-2(续 1)

程序	规范项目	分值	评分标准	扣分	得分
操作流程(60 分)	1. 携用物至患者床旁,核对床号、姓名	3	未核对,扣 3 分;有一处不符合要求,扣 1 分		
	2. 告知患者配合方法,协助患者取舒适体位	6	体位不舒适,扣 2 分;有一项不符合要求,扣 2 分		
	3. 体温测量 (1)根据病情、年龄等因素选择测温方法。 ①腋下测量:应先擦干腋窝下汗液,将体温计水银端放于患者腋窝深处并紧贴皮肤,防止脱落。测 5～10 min 后取出。 ②口腔测量:应将口表水银端斜放于患者舌下,闭口 3 min 后取出。 ③直肠测量:将肛表用 20%肥皂液润滑,将水银端插入肛门 3～4 cm,3 min 后取出,用消毒纱布擦拭体温计。 (2)读取体温值后将体温计置于污染容器中	10	有一处不符合要求,扣 1 分		
	4. 脉搏测量 (1)将示指、中指、无名指指端用适中的力放于前臂掌侧桡动脉处或其他浅大动脉处进行诊脉。 (2)对一般患者可以测量 30 s,将所得数字乘 2。对脉搏异常者,测量 1 min,核实后报告医生。 (3)对短绌脉测量时,应由两人同时测量 1 min,一人听心率,另一人测脉搏,记录为心率/脉率	10	有一处不符合要求,扣 1 分		
	5. 呼吸测量 一般与测脉搏同时进行,诊脉后将检查手指放于原处,保持诊脉姿势。 (1)观察患者的胸腹部,一起一伏为一次呼吸,测量 30 s,将结果乘 2。 (2)呼吸微弱不易观察时,将少许棉絮置于患者鼻孔前,观察棉花被吹动次数,计数 1 min	10	有一处不符合要求,扣 1 分		

表 1-2-2(续 2)

程序	规范项目	分值	评分标准	扣分	得分
操作流程(60 分)	6. 血压测量 (1)协助患者取坐位或卧位,保持血压计零点、肱动脉与心脏同一水平。 (2)驱尽袖带内空气,将其平整地缠于患者上臂中部,松紧以能放入一指为宜,下缘距肘窝 2~3 cm。 (3)将听诊器置于肱动脉位置。 (4)按照要求测量血压,正确判断收缩压与舒张压。 (5)测量完毕,解开袖带,排尽袖带余气,关闭血压计	10	有一处不符合要求,扣 1 分		
	7. 协助患者取舒适体位,整理床单位及用物,致谢	2	有一处不符合要求,扣 1 分		
	8. 洗手	1	未洗手,扣 1 分		
	9. 记录	8	未记录,扣 8 分;有一项记录不全或错误,扣 2 分		
操作后评价(15 分)	1. 按消毒技术规范要求分类处理使用后物品	3	有一处不符合要求,扣 1 分		
	2. 正确指导患者 (1)告知患者测量的注意事项。 (2)根据患者的实际情况,可以指导患者学会正确测量方法	5	未指导,扣 5 分;指导不全,每少一处,扣 1 分		
	3. 语言通俗易懂,态度和蔼,沟通有效	2	态度、语言不符合要求,各扣 1 分;沟通无效,扣 2 分		
	4. 全过程动作熟练、规范,符合操作原则	5	有一处不符合要求,酌情扣 1~2 分		
回答问题(5 分)	1. 体温测量的目的及注意事项。 2. 脉搏测量的目的及注意事项。 3. 呼吸测量的目的及注意事项。 4. 血压测量的目的及注意事项	5	有一项内容回答不全或回答错误,扣 0.5 分		
总分		100			

（二）其他

以个人为单位考核，考核地点为医院或社区，考核内容为体温、脉搏、呼吸、血压的测量操作。在学生操作的过程中，判断学生的操作是否规范。学生需根据体温、脉搏、呼吸和血压数值，判断患者生命体征是否正常，若不正常，分析出至少2条出现不正常体征的原因，准确率达到85%及以上为合格。

本课点旨在培养学生的辨析能力。

七、课后作业

1. 患者：包某，男，24岁，因风心病、房颤入院，主诉心悸、头晕、胸闷、四肢乏力。护士为其切脉时发现脉搏细速、不规则，同一单位时间内心率大于脉率，听诊心率快慢不一，心律完全不规则，心音强弱不等。

请回答：

（1）该患者的脉搏属于哪种类型？

（2）正确测量脉搏的方法是什么？

2. 患者：江某，男，35岁，持续高热5天，精神萎靡，每晨9时测得口腔温度为39.2 ℃左右，下午4时测得口腔温度为39.8 ℃左右。

请回答：

（1）该患者的发热属于哪种类型？

（2）该患者的发热属于哪种程度？

（3）护士应如何为该患者进行护理？

八、知识拓展

生命体征测量

在医疗领域，生命体征测量是一项至关重要的工作。通过测量患者的体温、脉搏、呼吸和血压等生命体征，医护人员可以了解患者的身体状况，及时发现并处理潜在的健康问题。下面是一个真实的案例，展示了生命体征测量在医疗实践中的重要性。

李先生是一位65岁的退休老人，因为持续的咳嗽和呼吸困难被紧急送往医院。在急诊室，护士立即为他进行了生命体征测量。结果显示，李先生的体温正常，但脉搏和呼吸都偏快，血压也略高于正常范围。这些症状提示医生，李先生可能存在某种呼吸系统疾病。为了进一步确诊，医生为李先生进行了详细的检查和诊断。最终，他被诊断为慢性阻塞性肺疾病（chronic obstructive pulmonary diseases，COPD），这是一种常见的呼吸系统疾病，主要表现为持续的咳嗽、咳痰和呼吸困难。医生和护士根据李先生的生命体征测量结果和其他检查结果，为他制定了个性化的治疗和护理方案。

在治疗过程中，医护人员密切关注李先生的生命体征变化。通过定期测量体温、脉搏、呼吸和血压，医生能够及时了解李先生的病情变化和治疗效果。根据生命体征测量结果，医生及时调整了治疗方案，确保李先生的病情得到有效控制。经过一段时间的治疗，李先生的病情逐渐好转。他的咳嗽和呼吸困难症状得到了缓解，生命体征也恢复了正常。这个例子充分展示了生命体征测量在医疗实践中的重要性。通过准确的生命体征测量，医护人员能够及时发现患者的健康问题,为其制定个性化的治疗和护理方案,确保患者得到及时有效的治疗,促进患者康复。

因此,我们应该重视生命体征测量这项基本而重要的医疗工作。无论是医护人员还是患者,都应该充分认识到生命体征测量对于保障健康的重要性。同时,我们也应该提高医护人员的专业技能和素质,确保生命体征测量结果的准确性和可靠性。只有这样,我们才能更好地维护人们的健康和安全。

课点1.3　静脉采血

一、学习目标

(一)态度目标

1. 熟练进行静脉采血。
2. 培养学生关爱患者的职业素养和无菌意识。

(二)知识目标

1. 能够了解静脉采血的适应证和禁忌证。
2. 能够掌握标本采集的顺序。
3. 能够正确说出静脉采血的目的。
4. 能够正确说出静脉采血操作的注意事项。

(三)技能目标

1. 能够全面、准确地为患者做好静脉采血前的各项准备工作。
2. 能够根据患者的静脉分布情况选择合适的静脉进行穿刺采血。
3. 能够运用静脉采血的操作方法与流程,准确为患者进行静脉采血。
4. 能够根据具体的案例,按照正确的流程和要求完成静脉采血的技术操作。
5. 能够遵医嘱按照采集顺序进行标本采集。
6. 能够解决采血过程中出现的问题。
7. 在穿刺采血过程中能够与患者进行有效沟通,减轻患者恐惧心理,缓解患者不适。

二、前置任务

扫码观看操作相关视频,完成预习。

三、操作流程

(一)工作流程

操作前

评估患者并解释

1.评估

(1)患者的病情、治疗情况、意识状态、肢体活动能力。

(2)对血液标本采集的认知程度及合作程度。

(3)有无生理因素影响，如吸烟、饮食、运动、情绪波动、妊娠、体位、饮酒、饮茶或咖啡等。

(4)需做的检查项目、采血量及是否需要特殊准备。

(5)静脉充盈度及管壁弹性；穿刺部位的皮肤状况，如有无冻疮、炎症、水肿、结节、瘢痕、破损等。

2.解释

向患者及家属解释采集静脉血标本的目的、方法、临床意义、注意事项及配合要点。

患者准备

1.患者了解静脉血标本采集的目的、方法、临床意义、注意事项及配合要点。

2.取舒适卧位，暴露穿刺部位。

3.环境准备

清洁安静、温湿度适宜、光线充足或有足够的照明，必要时用屏风或围帘遮挡。

护士准备

衣帽整洁，修剪指甲、洗手、戴口罩

操作中

1.贴标签或条形码

核对医嘱、检验申请单、标签(或条形码)及标本容器(或真空采血管)，无误后贴标签(或条形码)于标本容器(或真空采血管)外壁上。

2.核对

携用物至患者床旁，依据检验申请单查对患者的床号、姓名、住院号及腕带，核对检验申请单、标本容器(或真空采血管)以及标签(或条形码)是否一致。向患者及家属说明标本采集的目的及配合方法。

3.选择静脉

选择合适的静脉，将一次性垫巾置于穿刺部位下。

4.消毒皮肤

常规消毒皮肤，直径不少于5 cm，按静脉注射法系止血带。

5.二次核对

6.采血

下面对用真空采血器采血进行介绍。

(1)穿刺：取下真空采血针护针帽，手持采血针，按静脉注射法行静脉穿刺。

(2)采血：见回血，固定针柄，将采血针另一端刺入真空管，采血至需要量。

(3)拔针、按压：采血毕，松止血带，迅速拔出针头，按压局部1~2 min。

操作后	
	1.取下一次性垫巾，整理床单位，协助患者取舒适卧位。 2.再次核对检验申请单、患者、标本。 3.指导患者注意穿刺部位皮肤有无血肿及出血，如有及时呼叫及处理。 4.用物处置，洗手，记录。 5.标本送检。

(二)相关知识点、技能点和态度点(表 1-3-1)

表 1-3-1　相关知识点、技能点和态度点

流程	内容
操作前	K:了解静脉采血的适应证。 K:了解静脉采血的禁忌证。 S:能够全面、准确地为患者做好静脉采血前的各项准备工作
操作中	K:掌握静脉血管的分布情况。 S:能够根据患者静脉分布情况选择合适的静脉进行穿刺采血。 S:掌握静脉采血的操作方法与流程,准确为患者进行静脉采血。 S:能够根据具体的案例,按照正确的流程和要求完成静脉采血的技术操作。 S:能够遵医嘱按照采集顺序进行标本采集。 A:关爱患者,有无菌意识
操作后	K:记住物品分类知识。 S:能够解决采血过程中出现的问题。 S:在穿刺采血过程中能够与患者进行有效沟通,减轻患者恐惧心理,缓解患者不适。 S:按消毒技术规范要求分类处理使用后物品。 A:关爱患者,严谨求实

四、教学内容

(一)血液标本的采集

血液由血细胞和血浆两部分组成,通过循环系统与全身各组织、器官紧密联系,在维持机体新陈代谢、内外环境平衡及功能调节等方面发挥着重要作用。血液系统的变化往往伴随着组织、器官的调节变化,而组织、器官的改变也可能直接或间接地引起血液或其成分的变化。因此,血液检查是临床中最常用的检验项目之一,能够反映机体的多种功能状态及异常变化,为评估患者病情进展和制定治疗方案提供重要依据。

1. 毛细血管血标本采集法

毛细血管血标本采集法是通过采集外周血或末梢血来获取样本的方法,通常由检验科工作人员操作。根据世界卫生组织的建议,采集部位以中指或无名指尖内侧为最佳。对于需要少量血液的检查,通常选择手指采血,操作简便。成人建议选择左手无名指采血;婴幼儿则可从拇指或足跟部采血;对于特殊患者(如严重烧伤患者),可根据实际情况选择皮肤完整处进行采血。采血部位应避免水肿、发绀、炎症或循环不良等情况。需要注意的是,外周血或末梢血因血液循环较差,而且易受气温、运动、外力挤压等物理因素影响,可能导致检查结果不够稳定。

2. 静脉血标本采集法

静脉血标本采集是通过从静脉中抽取血液来获取样本的方法。常用的静脉包括以下3种。

(1)四肢浅静脉

上肢常用的静脉包括肘部浅静脉(如贵要静脉、肘正中静脉、头静脉)以及腕部和手背静脉。下肢常用的静脉包括大隐静脉、小隐静脉和足背静脉。

(2)颈外静脉

颈外静脉常用于婴幼儿的静脉采血。

(3)股静脉

股静脉位于股三角区,在股神经和股动脉的内侧。

(二)真空采集系统

真空采血系统是利用真空负压原理,通过专用连接装置将人体静脉血液转移至标本容器中的器械组合。其核心部件包括真空采血管、采血针和持针器。可根据检测需求选择相应的标准真空负压采血管。真空采血系统具有采血量精准、安全性高、血清分离效果好、操作简便及可一次性采集多管血样等优点,因此在临床上逐渐取代了一次性注射器,成为血标本采集的主要方法。

五、注意事项

(1)严格遵守查对制度和无菌技术操作原则。

(2)采血时间。不同血液检测项目对采血时间有不同要求,主要包括:

①空腹采血

血液生化检验通常要求早晨空腹采血,患者需在晚餐后禁食,直至次日早晨采血,空腹时间为12~14 h。理想的采血时间为早晨7:00—8:00。但空腹时间超过24 h可能会导致某些检验结果异常,如血清胆红素可能因空腹48 h而增加240%,血糖可能因空腹过长而降低至低血糖水平。

②定时采血

对于具有昼夜节律性变化的指标,需在规定时间段内采血,如口服葡萄糖耐量试验、药物血浓度监测、激素测定等。采血应在不服药期间进行,通常在早晨服药前完成。

(3)采血部位。根据检测要求选择不同采血部位。

①外周血

对外周血,通常选择左手无名指内侧采血。采血时,应确保该部位无冻疮、炎症、水肿或破损。如不符合要求,可选择其他手指部位。对烧伤患者可选择皮肤完整处采血。在进行微量全血检测时,成人可从耳垂或指尖采血,婴儿可从大脚趾或脚跟采血。

②静脉血

对静脉血,成人通常选择肘部静脉采血,其中肥胖者可选腕背静脉采血;婴儿常用颈部静脉、股静脉或前囟静脉窦采血;对新生儿可采集脐带血。输液患者应避免在输液同侧肢体采血,需遵循远端原则,选择对侧肢体静脉采血。如患者双侧肢体均在输液,可选择下肢静脉或在滴注位置上游采血。

(4)采血器械。采血使用的注射器和试管必须干燥、清洁。目前多采用一次性注射器和真空负压采血管采血。注射器及针头不宜用酒精消毒。某些检测项目(如血氨、铜、锌、淀粉酶测定)要求采血器具和容器须经过化学清洁,确保无菌、干燥。

(5)采血操作。采血部位皮肤应保持干燥,止血带不宜过紧,压迫静脉时间不超过60 s,以免引起淤血或静脉扩张,影响检测结果。用注射器采血时避免用力抽吸或推注,以防血细胞破裂。采血不顺利时,应避免在同一部位反复穿刺,以免标本溶血或产生凝块。在采集血培养标本时,应先将血液注入厌氧瓶,尽量减少其接触空气的时间。在进行微量元素检测时,注射器和容器不能含有游离金属。在使用真空采血器时,若有多个检测项目同时需要采血,应按以下顺序进行:血培养→无添加剂管→凝血管→柠檬酸管→肝素管→EDTA[①]管→草酸盐→氟化钠管。全血标本或需抗凝的标本采血后应立即轻轻颠倒混匀5~10次,避免用力震荡。在进行血培养时,如有多种培养瓶,血液注入顺序为:厌氧瓶→需氧瓶→霉菌培养瓶。

(6)加强核对。每项检验均配有2份(病房)或3份(门诊)条形码。采血前需核对医嘱、检验申请单及条形码,将条形码粘贴于检验单和真空采血管外壁,另一份条形码留存(门诊患者交予患者)。通过扫描条形码,检验报告传输系统可自动打印结果,确保唯一识别,避免差错。

(7)及时送检。标本采集后应及时送检,以免影响检验结果。

(8)用物处置。采血后的材料应安全处置。使用后的采血针、注射器针头等锐器应直接放入防刺穿的利器盒或毁形器,禁止复帽或直接用手接触。注射器针筒、棉签等其他医疗废物应放入黄色医疗废物袋。医疗废物与生活垃圾需分类存放。

六、学习产出

(一)技能考核评分标准

技能考核中,85分及以上为合格(表1-3-2)。

---

① EDTA即乙二胺四乙酸,全称为ethylene diamine tetra-acetic acid。

表 1-3-2　静脉采血技术评分标准

程序	规范项目	分值	评分标准	扣分	得分
操作前准备(20分)	1. 仪表端庄,着装整洁	2	有一处不符合要求,扣1分		
	2. 核对医嘱、检验单	5	未核对,扣5分;有一处不符合要求,扣1分		
	3. 评估 (1)询问患者是否按照要求进行采血前准备,如是否空腹等。 (2)评估患者局部皮肤及血管情况。 (3)解释操作目的,取得患者配合	6	未评估,扣6分;评估不全,每少一项,扣2分;未解释,扣2分		
	4. 洗手,戴口罩	2	有一处不符合要求,扣1分		
	5. 用物准备 手消毒液,内铺清洁治疗巾的治疗盘,棉签,一次性注射器(根据需要选择规格),皮肤消毒剂,手套,止血带,垫巾,标本容器(根据检查项目选择干燥试管、抗凝试管或血培养瓶或真空采血管)并贴检验标签,利器盒,盛污物容器。必要时备试管架、手套、乙醇灯	5	少一件或有一件不符合要求,扣1分		
操作流程(60分)	1. 携用物至床旁,核对患者床号、姓名	3	未核对,扣3分;有一处不符合要求,扣1分		
	2. 协助患者取舒适体位,告知患者检验项目,将标本容器分类放置	3	体位不舒适,扣2分;有一处不符合要求,扣1分		
	3.(必要时戴手套)选择合适的静脉→铺垫巾→在穿刺处上方约6 cm处扎止血带	5	有一处不符合要求,扣1分		
	4. 消毒皮肤	2	消毒范围及方法不正确,各扣1分		
	5. 进针前核对患者床号、姓名,确认无误	6	未核对,扣6分		
	6. 检查并取出一次性注射器,调节针头斜面向上,拉动活塞。嘱患者握紧拳头,绷紧皮肤,与皮肤成适宜角度进针,刺入静脉	8	未绷紧皮肤、未嘱患者握拳、消毒液未干进针、针尖斜面方向不正确,各扣1分;退针一次,扣2分;退出皮肤再穿刺,扣5分;退出2次,扣8分		

表1-3-2(续1)

程序	规范项目	分值	评分标准	扣分	得分
操作流程(60分)	7. 见回血后抽出适量血液,根据检查目的不同,将标本置于不同容器中。 (1)采全血标本时,取下针头,将血液慢慢注入抗凝管,轻轻转动试管防止血液凝固。 (2)取血清标本时,取下针头,将血液缓慢注入干燥试管,勿将泡沫注入,避免振荡,以防红细胞破裂造成溶血。 (3)如使用一次性静脉采血针时穿刺成功后要用胶布固定针头,再将采血针另一头刺入标本容器,需抽多管血液标本时应先反折标本容器处针管,再将针头刺入另一标本容器。 (4)采血培养标本时,培养瓶有两种,一种是密封瓶,另一种是三角烧瓶且瓶口用硅胶塞及纱布严密包封,以前者为常用。注入密封瓶时除去铝盖中心部,用消毒剂消毒瓶盖,更换针头后将抽出的血液注入瓶内,轻轻摇匀;注入三角烧瓶时先将纱布松开,取出塞子,迅速在乙醇灯火焰上消毒瓶口,轻轻摇匀,再将硅胶塞经火焰消毒后塞好,扎紧密封瓶纱布	12	抽血时不固定针栓、针筒,各扣1分;抽出血量不准确,扣5分;血液标本凝固在注射器内,扣5分;试管或容器选择错误,扣5分;不沿试管注入,每管扣2分;注入后有泡沫,扣2分;全血标本凝固,每管扣5分		
	8. 嘱患者松开拳头,松止血带,将干棉签置于穿刺点处并迅速拔针,指导患者正确按压局部片刻	5	未嘱患者松拳、不松止血带、不固定针栓拔针,各扣1分;针头松脱,扣2分;未用干棉签按压局部,扣1分		
	9. 采血后核对患者及血液标本,确认无误	5	未再次查对,扣5分		
	10. 询问患者对操作的感受,告知注意事项,观察采血局部情况	5	未告知注意事项,扣5分;告知不全,酌情扣1~5分;有一处不符合要求,扣1分		
	11. 协助患者取舒适体位,整理床单位,致谢	3	体位不舒适,扣2分;未整理床单位,各扣1分		
	12. 洗手	1	未洗手,扣1分		
	13. 签名	2	未签名,扣2分		

表 1-3-2(续 2)

程序	规范项目	分值	评分标准	扣分	得分
操作后评价(15 分)	1. 按消毒技术规范要求分类处理使用后物品	3	有一处不符合要求,扣 1 分		
	2. 正确指导患者 (1)按照检验的要求,指导患者在采血前做好准备。 (2)采血后,指导患者采取正确按压方法	5	未指导,扣 5 分;指导不全,每少一处,扣 1 分		
	3. 语言通俗易懂,态度和蔼,沟通有效	2	态度、语言不符合要求,各扣 1 分;沟通无效,扣 2 分		
	4. 全过程动作熟练、规范,符合操作原则	5	有一处不符合要求,酌情扣 1~2 分		
回答问题(5 分)	1. 目的 采全血标本、血清标本。 2. 注意事项 (1)如一次穿刺失败,重新穿刺需更换部位及注射器。 (2)需空腹采血时,应提前通知患者。根据检查目的不同选择适宜容器。 (3)严禁在输液、输血针头处抽取血标本。 (4)如同时抽取不同种类的血标本,应先注入血培养瓶,再注入抗凝试管,最后注入干燥试管。血液注入培养瓶前应消毒瓶塞并轻轻摇匀。 (5)标本及时送检	5	有一项内容回答不全或回答错误,扣 0.5 分		
总分		100			

(二)其他

以个人为单位考核,考核地点为医院或社区,考核内容主要包括静脉选择、消毒准备、采血操作、样本处理以及采血后的患者护理等方面。学生需确保静脉采血操作的准确率达到 85%及以上为合格。

本课点旨在培养学生的实际操作能力和问题分析能力。

七、课后作业

1. 患者:李某,女性,48 岁,因贫血待查入院,需进行静脉采血以做血液分析。护士在准备采血过程中发现患者情绪紧张,担心疼痛及出血。

请回答：

(1)在为患者李某进行静脉采血前，护士应如何缓解其紧张情绪？

(2)静脉采血时应选择哪些部位作为首选采血点？如果首选部位不可行，护士应如何应对？

(3)在采血过程中，护士应如何确保采血的准确性和患者的安全？

2. 患者：王某，男性，65岁，因疑似糖尿病入院，需进行空腹血糖及餐后血糖的静脉采血检测。患者王某有轻度晕血症状，过去曾因此发生过短暂晕厥。

请回答：

(1)在为患者王某进行静脉采血前，护士应如何预防和处理可能出现的晕血反应？

(2)如何正确区分空腹血糖与餐后血糖的采血时间，以确保检测结果的准确性？

(3)若患者王某在采血过程中突然出现晕厥，护士应采取哪些紧急护理措施？

八、知识拓展

静脉采血

静脉采血，作为临床检验的常规操作之一，不仅是获取患者血液样本的重要手段，更是诊断疾病、监测治疗效果的关键环节。通过准确、高效的静脉采血操作，我们可以为患者的精准诊断和个体化治疗提供有力支持，促进患者康复。下面是一个真实的案例，展示了静脉采血在医疗实践中的重要性。

李女士是一位糖尿病患者，需要定期监测血糖水平以评估治疗效果。每次就诊时，医生都会为她进行静脉采血以获取准确的血糖数据。通过连续的血糖监测，医生发现李女士的血糖控制情况并不理想，需要调整治疗方案。经过调整药物剂量和提供饮食指导后，李女士的血糖水平逐渐趋于稳定。

这个案例说明静脉采血在监测治疗效果中的关键作用，能够帮助医生及时了解患者的病情变化，调整治疗方案。相比于其他血糖监测方法，静脉采血所获取的血糖数据更为精确，能够真实反映李女士的血糖状况。通过连续的静脉采血监测，在李女士血糖控制不理想的情况下，医生根据监测结果调整了治疗方案，包括调整药物剂量和提供饮食指导，确保了治疗方案的针对性和有效性。医生还可以分析李女士病情的变化趋势，预测可能出现的并发症或风险，从而提前采取相应的干预措施，降低不良事件的发生率。因此，静脉采血在糖尿病等慢性疾病的管理中具有重要意义，是保障患者健康和安全的重要手段之一。

课点1.4 皮下注射法

一、学习目标

(一)态度目标

熟练进行皮下注射，培养学生关爱患者的职业素养和无菌意识。

(二)知识目标

1. 能够了解皮下注射法的适应证和禁忌证。
2. 能够掌握皮下注射法的合适部位。
3. 能够正确说出皮下注射法的目的。
4. 能够正确说出皮下注射法的操作注意事项。

(三)技能目标

1. 能够全面、准确地为患者做好皮下注射前的各项准备工作。
2. 能够根据患者用药选择合适的部位进行皮下注射。
3. 能够运用皮下注射的操作方法与流程,准确为患者进行皮下注射。
4. 能够根据具体的案例,按照正确的流程和要求完成皮下注射的技术操作。
5. 在皮下注射过程中能够与患者进行有效沟通,减轻患者恐惧心理,缓解患者不适。

二、前置任务

扫码观看操作相关视频,完成预习。

三、操作流程

(一)工作流程

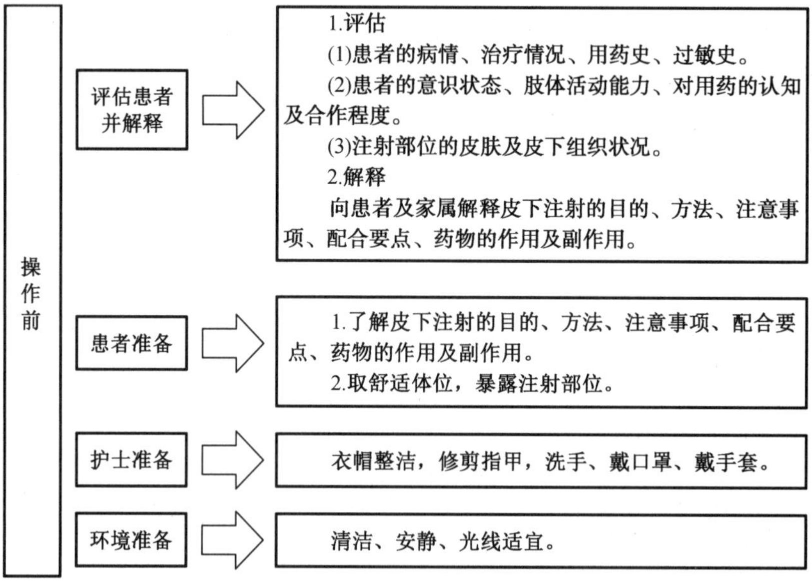

操作后

1.协助患者取舒适卧位。
2.清理用物
所用物品须按消毒隔离制度处理，对一次性物品应按规定处理。
3.洗手
4.记录
记录注射时间，药物名称、浓度、剂量，患者的反应。
5.标本送检

操作中

1.抽吸药液
按医嘱抽吸药液，置于无菌盘内，严格执行查对制度和无菌操作原则。
2.床边核对
携用物至患者床旁，核对患者床号、姓名、腕带。
3.定位消毒
选择注射部位，常规消毒皮肤，待干。常选择的注射部位有上臂三角肌下缘、两侧腹壁、大腿前侧、外侧等部位。
4.核对排气
二次核对，排尽空气。
5.进针推药
一手绷紧局部皮肤，一手持注射器，以示指固定针栓，针头斜面向上，与皮肤呈30°~40°，进针角度不宜超过45°，以免刺入肌层。快速将针梗的1/2~2/3刺入皮下，松开绷紧皮肤的手，抽动活塞，如无回血，缓慢注射药液。
6.拔针按压
注射毕，用无菌干棉签轻压针刺处，快速拔针后按压至不出血为止。
7.操作后查对
查对患者床号、姓名、药名、浓度、剂量、给药方法及时间。

(二)相关知识点、技能点和态度点(表 1-4-1)

表 1-4-1　相关知识点、技能点和态度点

流程	内容
操作前	K:了解皮下注射法的适应证。 K:了解皮下注射法的禁忌证。 S:能够全面、准确地为患者做好皮下注射前的各项准备工作
操作中	S:能够根据患者用药选择合适的部位进行皮下注射。 S:掌握皮下注射的操作方法与流程,准确为患者进行皮下注射。 S:能够根据具体的案例,按照正确的流程和要求完成皮下注射的技术操作。 A:关爱患者,有无菌意识
操作后	K:掌握皮下注射法的操作注意事项。 S:能够解决采血过程中出现的问题。 S:在皮下注射过程中能够与患者进行有效沟通,减轻患者恐惧心理,缓解患者不适。 S:按消毒技术规范要求分类处理使用后物品。 A:关爱患者,严谨求实

四、教学内容

(一)注射部位的选择

《人体解剖学》对人体的皮肤及皮下组织进行了详细描述。皮下注射是将药液注入皮下组织,该组织位于真皮之下,由疏松结缔组织和脂肪组织构成。常见的皮下注射部位如下。

1. 腹部

腹壁的皮下组织较厚,且毛细血管丰富,有利于药物的吸收。同时,腹部注射时患者较为舒适,且易于操作。

2. 上臂外侧

该部位皮下组织疏松,药液易于扩散,适用于小剂量的药物注射。

3. 大腿外侧

对于无法或不便在腹部和上臂外侧进行注射的患者,大腿外侧也是一个常用的注射部位。

(二)药物的吸收、分布、代谢与排泄

1. 药物的吸收

皮下注射是将药物注入皮下组织,该组织富含毛细血管和淋巴管,有利于药物的吸收。药物的吸收是指药物从给药部位进入血液循环的过程。皮下注射后,药物首先通过结缔组织扩散,再通过毛细血管壁和淋巴管壁被吸收进入血液循环。由于毛细血管壁的细胞间隙较宽大,药物分子常以简单扩散或滤过方式转运,因此皮下注射具有吸收快且完全的特点。

2. 药物的分布

药物一旦被吸收进入血液循环,便可随着血液流动转运到机体的各组织。药物的分布是指药物在体内的转运和在各组织器官中的分布。皮下注射后,药物在体内的分布受到多种因素的影响,包括药物的性质(如脂溶性、水溶性)、注射部位的血流量、结缔组织的量与组成等。例如,脂溶性药物更容易通过细胞膜,因此更容易分布到富含脂质的组织中。

3. 药物的代谢与排泄

药物的代谢是指药物在体内的生物转化过程,通常发生在肝脏和肠道等器官。排泄则是指药物及其代谢产物从体内排出的过程,主要通过肾脏、肝脏和肠道等途径。皮下注射后,药物在体内的代谢和排泄速度受到多种因素的影响,包括药物的化学性质、给药剂量、患者的肝功能和肾功能等。因此,在进行皮下注射时,需要考虑患者的个体差异,选择合适的药物和剂量,以确保药物的安全性和有效性。

五、注意事项

(1)严格遵守查对制度和无菌操作原则。

(2)刺激性较强的药物应避免采用皮下注射法。

(3)对于长期需要皮下注射的患者,应有计划地更换注射部位,以避免局部硬结的

形成。

(4)对于体型过于消瘦的患者,护士可捏起局部组织,并适当减小进针角度,以确保注射安全有效。

六、学习产出

(一)技能考核评分标准

技能考核中,85分及以上为合格(表1-4-2)。

表1-4-2　皮下注射法评分标准

程序	规范项目	分值	评分标准	扣分	得分
操作前准备(20分)	1. 仪表端庄,着装整洁	2	有一处不符合要求,扣1分		
	2. 核对医嘱、治疗单(卡)	5	未核对,扣5分;有一处不符合要求,扣1分		
	3. 评估 (1)询问、了解患者的身体状况。 (2)了解患者有无药物过敏史。 (3)评估注射部位状况。 (4)解释操作目的,取得患者配合	6	未评估,扣6分;评估不全,每少一项,扣2分;未解释,扣2分		
	4. 洗手,戴口罩	2	有一处不符合要求,扣1分		
	5. 用物准备 手消毒液,治疗盘,无菌治疗巾包,适合型号的一次性注射器,棉签,药液,皮肤消毒剂,砂轮,治疗单(卡),笔,表,利器盒,盛污容器,必要时备无菌方纱(折断安瓿用)	5	少一件或有一件不符合要求,扣1分		
操作流程(60分)	1. 按无菌技术规范铺无菌盘(可直接按双折打开)	3	手污染治疗盘内面、铺盘方法不对,各扣1分		
	2. 核对 (1)注射单(卡):床号、姓名、药名、浓度、剂量、用法、时间。 (2)药品:药名、剂量、生产批号、有效期,对光检查药液是否浑浊、沉淀或有絮状物,瓶身有无裂痕。 (3)一次性注射器:名称、生产日期、有效期、包装完整性	5	未核对,扣5分;未检查,每项各扣2分;检查不全,扣1分;有一处不符合要求,扣1分		

表 1-4-2(续 1)

程序	规范项目	分值	评分标准	扣分	得分
操作流程(60分)	3. 吸药 (1)将安瓿尖端药液弹下,安瓿锯痕,消毒后折断。 (2)取一次性注射器及针头,并衔接紧密。 (3)用正确的方法吸药,排尽空气。 (4)将抽吸好的药液套上安瓿,置于无菌盘内	5	无双人核对药物,扣 2 分;锯后不消毒安瓿、注射器选择不当、吸药及排气方法不对、未调整针尖斜面及活动针栓、浪费药液,各扣 1 分;吸好的药液未放入治疗盘、未盖好,各扣 1 分;有一处不符合要求,扣 1 分		
	4. 携用物至患者床旁,核对床号、姓名,告知药名和作用,协助患者取舒适体位	8	未核对,扣 4 分;不告知,扣 3 分;体位不舒适,扣 2 分		
	5. 选择注射部位 上臂三角肌下缘、上臂外侧、腹部、后背、大腿外侧	6	选择注射部位不对,扣 5 分;在硬结、炎症或皮肤病变处进针,扣 2 分		
	6. 常规消毒皮肤,范围直径大于 5 cm	3	消毒皮肤范围及方法不正确,扣 2 分		
	7. 注射前查对,确认无误,排气	5	未再次核对,扣 2 分;排气方法不正确或空气未排尽,各扣 1 分;污染和浪费药液,各扣 1 分		
	8. 一手拇指、示指绷紧皮肤,另一手持针以示指固定针栓,将针梗的 1/2~2/3 以 30°~40°迅速刺入皮下(消瘦者及小儿酌减),回抽活塞,如无回血,缓慢注入药物	12	未指导,扣 2 分;未绷紧皮肤,进针角度、手法不对,进针过深或过浅,各扣 2 分;注药前不回抽或回抽有血,各扣 2 分;有一处不符合要求,各扣 2 分		
	9. 注射毕,快速拔针,用无菌干棉签按压针眼处,注射胰岛素及时查看时间	4	拔针未固定针栓、拔针慢,各扣 2 分;不用棉签压进针处,扣 2 分		
	10. 再次核对后,将针头和安瓿弃入利器盒,将注射器弃入污物容器	4	有一处不符合要求,扣 1 分;未再次查对,扣 2 分		
	11. 协助患者取舒适体位,整理床单位和用物,告知注意事项,致谢	2	有一处不符合要求,扣 1 分		
	12. 洗手	1	未洗手,扣 1 分		
	13. 记录	2	未记录,扣 2 分;有一处记录不符合要求,扣 2 分		

表1-4-2(续2)

程序	规范项目	分值	评分标准	扣分	得分
操作后评价(15分)	1.按消毒技术规范要求分类整理使用后物品	3	有一处不符合要求,扣1分		
	2.正确指导患者 (1)向患者解释操作目的及配合要点、注意事项等。 (2)皮下注射胰岛素时,告知患者注射后30 min开始进食,以免因注射时间过长而造成患者低血糖	5	未指导,扣5分;指导不全,每少一处,扣1分		
	3.语言通俗易懂,态度和蔼,沟通有效	2	态度、语言不符合要求,各扣1分;沟通无效,扣2分		
	4.全过程动作熟练、规范,符合操作原则	5	有一处不符合要求,酌情扣1~2分		
回答问题(5分)	1.目的 通过皮下注射给予药物,多用于局部麻醉和胰岛素治疗。 2.注意事项 (1)尽量避免应用刺激性较强的药物进行皮下注射。 (2)选择注射部位时应当避开炎症、破溃或者有肿块的部位。 (3)对经常注射者应每次更换注射部位	5	有一项内容回答不全或回答错误,扣0.5分		
总分		100			

(二)其他

以个人为单位考核,考核地点为医院或社区,学生需按照正确的操作步骤准备用物、选择注射部位、实施皮下注射。准确率达到85%及以上为合格。

本课点旨在培养学生的辨析能力。

七、课后作业

1.患者:74岁,男性,因心肌梗死入院,行冠心病介入治疗术。经治疗,患者病情得到控制。目前患者意识清醒,但术后需皮下注射低分子肝素3 d,每隔12 h一次,每次注射剂量为5 000 U。

请回答：

(1)什么是皮下注射？

(2)操作前对患者的评估要点有哪些？

2. 患儿：6 岁，男性，需要接种麻疹疫苗。

请回答：

(1)对该患儿应采取哪种注射方式？

(2)该注射方式的正确操作步骤是什么？

(3)该注射方式的注意事项有哪些？

八、知识拓展

皮下注射

皮下注射是一种将药液注入皮下组织的治疗方法，通常用于将药物迅速吸收进入血液循环，以发挥药效作用，达到防治疾病的目的。

64 岁的王阿姨，刚刚被诊断为糖尿病。在午餐前，她需要接受皮下注射 8 U 胰岛素。注射完成后不久，她出现了头晕、面色苍白、心悸、出冷汗、乏力、眼花、耳鸣和心率加快的症状。这些症状很可能是胰岛素过敏或剂量过大引起的。在此情况下，应立即停止注射，让患者平躺并抬高脚部，同时尽快联系医生进行处理。

由此案例分析，在为患者进行皮下注射时要注意以下事项：在进行皮下注射前，应了解患者的过敏史和用药史，以避免药物过敏或不良反应。在注射过程中，应密切观察患者的反应，如出现红肿、硬结、疼痛等异常症状，应及时采取相应措施进行处理。在注射后，应保持注射部位的清洁和干燥，避免感染。

课点 1.5　皮内注射法

一、学习目标

(一)态度目标

1. 在注射给药过程中，能善于沟通、动作轻柔、注意患者隐私保护，体现人文关怀意识。
2. 能时刻关注患者的生理、心理感受。
3. 能够保持严谨、细致的工作态度，准确配制药物。

(二)知识目标

1. 能正确理解并解释皮内注射的概念。
2. 能正确阐述皮内注射原则。
3. 能正确描述皮内注射法的操作、常用部位及注意事项。

（三）技能目标

1. 能以正确的方法完成抽吸药液的操作。
2. 能以正确的方法完成皮内注射法的操作。

二、前置任务

扫码观看操作相关视频，完成预习。

三、操作流程

（一）工作流程

操作前 ⇨

1.准备用物

治疗盘、注射器及针头、注射药液、无菌盘、无菌巾、注射执行单、速干型手消毒液、利器盒、医用垃圾桶、生活垃圾桶。

2.评估患者并解释

评估患者的病情、治疗情况、用药史、过敏史；患者的意识状态、肢体活动能力、对用药的认知程度及合作程度；注射部位的皮肤及肌肉组织状况。向患者及家属解释皮内注射的目的、方法、注意事项、配合要点、药物作用及副作用。

3.抽吸药液

查对药物，铺无菌盘，抽吸药液，排尽空气，保持无菌。

4.床边核对

携用物至患者床旁，核对患者床号、姓名、腕带。

操作中 ⇨

1.选择注射部位，用75%（体积分数，下同）乙醇消毒皮肤，待干。

2.二次核对，排尽空气。

3.进针推药

左手绷紧局部皮肤，右手以平执式持注射器，针头斜面向上，与皮肤呈5°角进针。待针头斜面完全进入皮内后，放平注射器，左手拇指与皮肤呈5°角进针。待针头斜面完全进入皮内后，放平注射器，左手拇指固定针栓，注入药液0.1 mL，使局部隆起形成一半球状皮丘，皮肤变白并显露毛孔。

4.拔针观察

注射完毕，迅速拔出针头，勿按压针眼。

操作后 ⇨

1.协助患者取舒适卧位。

2.清理用物

所用物品须按消毒隔离制度处理，对一次性物品应按规定处理。

3.洗手

4.记录

记录注射时间，药物名称、浓度、剂量，患者的反应。将过敏试验结果记录在病历上，阳性用红笔标记“+”，阴性用蓝笔或黑笔标记“−”。

(二)相关知识点、技能点和态度点(表 1-5-1)

表 1-5-1　相关知识点、技能点和态度点

流程	内容
操作前	K:了解皮内注射的适应证。 K:了解皮内注射的禁忌证。 K:掌握皮内注射的目的。 S:能够全面、准确地为患者做好皮内注射前的各项准备工作。 A:严谨细致
操作中	K:掌握皮内注射的部位选择及注射剂量。 S:掌握皮内注射的操作方法与流程,准确为患者进行皮内注射。 S:能够根据具体的案例,选用相应药物按照正确的流程和要求为患者进行皮内注射。 A:关爱患者,体现人文关怀
操作后	K:掌握皮内注射操作的注意事项。 K:记住物品分类知识。 S:在注射给药过程中,能够与患者进行有效沟通,动作轻柔,保护患者隐私,缓解患者不适。 S:能够准确记录结果。 S:按消毒技术规范要求分类处理使用后物品。 A:关爱患者

四、教学内容

(一)常用注射部位

皮内注射是指将药液注入皮肤的表皮以下、真皮层以上的区域,因此要求医护人员必须了解皮肤的基本结构,包括表皮、真皮和皮下组织的层次和特点。不同的治疗目的需要选择不同的注射部位。例如,药物过敏试验常选择前臂掌侧下段,预防接种常选择上臂三角肌下缘,这些都需要医护人员依据人体解剖学的知识来确定。

1. 表皮

上表皮是皮肤的最外层,它是由外胚层分化而来的,属于角化的复层鳞状上皮。表皮由多种细胞构成,主要包括以下几种。

(1)角质形成细胞

这是表皮的主要构成细胞,数量占表皮细胞的 80% 以上。角质形成细胞在分化过程中可产生角蛋白,它们之间及其下层结构之间通过桥粒和半桥粒相连。根据分化阶段和特点,角质形成细胞可以分为 5 层,由内向外分别为基底层、棘细胞层、颗粒层、透明层和角质层。

①基底层

基底层位于表皮最底层,其细胞为单层柱状细胞,与皮肤表面垂直,排列成栅栏状。基底层为生发层,细胞分裂周期约19 d。新生的细胞从基底层进入棘细胞层,逐渐上移到颗粒层顶端,此过程约需14 d;到达角质层并脱落又需14 d。因此,新生细胞由基底层至角质层脱落大约为28 d,此为表皮更替时间。从开始形成新的角质形成细胞至角质层脱落约需47 d,此为表皮更新时间。

②棘细胞层

棘细胞层由4~8层多角形细胞组成。在组织切片中,本层细胞之间有许多胞质突起,形如棘状,故名棘细胞。

③颗粒层

颗粒层一般为24层扁平状细胞,位于棘细胞层上方,在角质层薄的部位由13层梭形或扁平细胞构成;而在角质层厚的部位如掌跖,细胞可厚达10层。

④透明层

透明层仅见于掌跖的表皮中,位于颗粒层与角质层之间,由数层较扁平的细胞构成。

⑤角质层

角质层位于皮肤最外层,由5~15层扁平无核的细胞组成。角质细胞无生物活性,含水量仅约15%,胞质内充满角质蛋白。角质细胞上下重叠排列,紧密结合成板层状结构,非常坚韧,对物理、化学及微生物等外界刺激具有防护作用,构成人体重要的保护屏障。

(2)非角质形成细胞

非角质形成细胞数量少,散布于角质形成细胞之间,与角化过程无直接关系,各自具有特定功能。

①黑素细胞

黑素细胞是合成与分泌黑色素的细胞,占基底细胞的4%~10%。其在面部、乳晕、腋窝及外生殖器部位数目较多。每个黑素细胞的树枝状胞质突与周围大约36个角质形成细胞相连接,形成1个表皮黑素单位。黑素细胞通过树枝状突起将黑素颗粒输送到基底细胞与毛基质细胞中。基底细胞中的黑素颗粒呈伞形聚集于胞核上部,对紫外线起到防护作用。

②朗格汉斯细胞

朗格汉斯细胞源于骨髓,属单核巨噬细胞系统。其细胞形态呈树枝状,多位于表皮棘层,约占表皮细胞的4%。电镜下见胞核呈分叶状,胞质中有杵状或网球拍状的小体,又称伯贝克(Birbeck)颗粒。朗格汉斯细胞具有吞噬功能,可识别、处理及呈递抗原,参与免疫反应及同种异体移植的排斥反应,是一种具有重要功能的免疫细胞。

③梅克尔细胞

梅克尔细胞位于基底层,有绒毛状胞质突。其在电镜下可见胞内有神经内分泌颗粒,被认为是一种皮肤神经内分泌细胞,与感觉神经纤维构成细胞-轴突复合体,可能是一种触觉感受器细胞。

2. 真皮

真皮位于表皮下方,由致密结缔组织组成,分为乳头层和网织层,两者间无明显分界。真皮的厚度因部位而异,一般厚度为1~2 mm;背部最厚,达4 mm;眼睑等处较薄,约0.6 mm。

(1)乳头层

此层形成许多真皮乳头,扩大了表皮与真皮的连接面,有利于两者牢固连接,并便于表皮从真皮的组织液中获取营养。此层毛细血管丰富,含许多游离神经末梢,在手指掌侧的真皮乳头中常有较多的触觉小体。

(2)网织层

此层为乳头层下方的厚层不规则致密结缔组织,内含的粗大胶原纤维束交织成网,并含有许多弹性纤维,使皮肤有较大的韧性和弹性。网织层内还含有较多的血管、淋巴管和神经,深部可见环层小体。

3. 前臂掌侧下段

前臂掌侧下段位于前臂的内侧靠近手腕的部位,通常指前臂内侧腕横纹与肘关节之间,也有说法认为具体位置为前臂掌侧下段 1/3 处。该区域皮肤较薄,且相对敏感,因此较容易进行皮内注射。同时,由于皮肤较薄,若局部出现不良反应,也较容易辨认。故皮内注射法是一种常用的检测患者对药物有无过敏反应的手段。

4. 上臂三角肌

上臂三角肌位于胳膊靠肩膀处末端,即上臂外侧,肩峰下 2~3 横指处。上臂三角肌整体呈一个底向上、尖向下的三角形,从前、后、外侧包裹着肩关节,外观呈隆起状的三角形,俗称“虎头肌”。三角肌的肌束分为前、中、后 3 部分,其中前部和后部肌束的结构与中部不同,为彼此平行的肌纤维。在该肌的深面,三角肌筋膜深层与肱骨大结节之间,有一恒定的较大的黏液囊,叫三角肌下囊。上臂三角肌是肌肉注射的常见部位,一般疫苗和需要少剂量肌注的药物可以在此进行注射。注射时通常采取 90°垂直注射,掌握“二快一慢”的原则,即进针快、拔针快、推药慢,以实现无痛注射。需要注意的是,若是患者比较瘦,此处肌肉较薄,需要用拇指和食指把肌肉夹起再注射,同时注射前要做好消毒工作,注射后要注意观察药物反应。

(二)常用的皮内注射药物

皮内注射通常可用于注射疫苗、做皮肤敏感试验,以及作为某些局部麻醉的前驱步骤。

1. 疫苗

(1)卡介苗

卡介苗用于预防结核病,通常在新生儿期接种。

(2)麻疹疫苗

麻疹疫苗用于预防麻疹病毒感染。

(3)其他疫苗

其他疫苗包括百白破联合疫苗(百日咳、白喉、破伤风三联疫苗)、麻腮风三联疫苗(麻疹、腮腺炎、风疹三联疫苗)等。这些疫苗通过皮内注射可以刺激机体产生相应的免疫力。

2. 药物敏感试验

(1)青霉素皮试

在使用青霉素类药物之前,通常需要进行皮内注射的药物敏感试验,以检测患者是否对青霉素过敏。

(2)普鲁卡因皮试

普鲁卡因是一种局部麻醉药,使用前也需要进行皮内注射的药物敏感试验。

3. 其他药物

(1)破伤风抗毒素

这是一种血源性被动免疫制剂,用于预防和治疗破伤风梭菌引起的破伤风感染。在特定情况下,如外伤后出现伤口较深且污染严重时,可遵医嘱选择破伤风抗毒素进行皮内注射。

(2)生物制品

生物制品,如某些生物制剂或免疫血清等,也可通过皮内注射进行给药。

五、注意事项

(1)严格执行查对制度。

(2)严格遵守无菌操作原则。

(3)选择合适的注射器及针头。

(4)注射药液现配现用。

(5)选择合适的注射部位。

(6)注射前排尽空气。

(7)掌握合适的进针角度和深度。

(8)掌握无痛注射技术。

(9)严格遵守医疗废物处置制度。

(10)严格遵守锐器伤职业防护制度。

六、学习产出

(一)技能考核评分标准

技能考核中,85分及以上为合格(表1-5-2)。

表1-5-2　皮内注射法评分标准

程序	规范项目	分值	评分标准	扣分	得分
操作前准备(20分)	1. 仪表端庄,着装整洁	2	有一处不符合要求,扣1分		
	2. 核对医嘱、治疗单(卡)	5	未核对医嘱,扣5分;有一处不符合要求,扣1分		
	3. 评估 (1)询问了解患者的身体状况及药物过敏史。 (2)观察患者局部皮肤状况。 (3)解释操作目的,取得患者配合	6	未评估,扣6分;评估不全,每少一处,扣2分;未解释,扣2分		

表 1-5-2(续 1)

程序	规范项目	分值	评分标准	扣分	得分
操作前准备(20分)	4. 洗手,戴口罩	2	有一处不符合要求,扣1分		
	5. 用物准备 手消毒液,治疗盘1个,无菌治疗巾包,无菌容器,无菌持物钳,1 mL及2~5 mL一次性注射器,棉签,青霉素注射液,生理盐水注射液1支(10 mL),酒精,砂轮,启瓶器,红蓝笔,手表,注射单(卡),急救盒(内有一次性2 mL注射器、0.1%肾上腺素、砂轮),利器盒,盛污物容器。必要时备无菌方纱(折断安瓿用)	5	少一件或有一件不符合要求,扣1分		
操作流程(60分)	1. 打开无菌治疗巾包,按规范要求铺治疗盘	2	未铺治疗巾,扣2分;手污染治疗巾、铺盘方法不对,扣1分		
	2. 核对 (1)注射单(卡):床号、姓名、药名、浓度、剂量、用法、时间。 (2)青霉素:药名、剂量、生产批号;有效期。 (3)生理盐水:药名、剂量、生产批号;对光检查药液是否浑浊、沉淀或有絮状物,瓶身有无裂痕。 (4)一次性注射器:名称、生产日期、有效期、包装完整性	4	未核对,扣4分;未检查,每项各扣2分;检查不全,扣1分;有一处不符合要求,扣1分		
	3. 皮试液配制 (1)开启青霉素安瓿的中心部分,消毒。 (2)生理盐水注射液安瓿锯痕,消毒后折断。 (3)配制青霉素皮试液: A:将生理盐水注入青霉素瓶,摇匀,使每毫升含青霉素200 000 U。 B:用1 mL注射器取上液0.1 mL,加生理盐水至1 mL,摇匀,使每毫升含青霉素20 000 U。 C:用1 mL注射器取上液0.1 mL,加生理盐水至1 mL,摇匀,使每毫升含青霉素2 000 U。 D:用1 mL注射器取上液0.10~0.25 mL,加生理盐水至1 mL,摇匀,使每毫升含青霉素200~500 U。 E:将配制好的青霉素皮试液套上生理盐水安瓿,置于无菌盘内备用,盖好。将青霉素溶液、抢救盒放上治疗车	10	注射器选择不当、吸药及排气方法不对、浪费药液,各扣1分;无双人核对药物,扣2分;稀释量不准确,每次扣3分;药液污染,扣2分;不更换,扣5分;药液剂量配错,扣8分;用碘酊消毒青霉素瓶塞,扣3分;吸好药的注射器未放入治疗盘、未盖好,各扣2分;有一处不符合要求,扣1分		

表 1-5-2(续 2)

程序	规范项目	分值	评分标准	扣分	得分
操作流程(60 分)	4. 携用物至床旁,核对患者,再次确认无过敏史,已进食	8	未核对床号、姓名、过敏史、是否进食,各扣 2 分		
	5. 协助患者采取舒适体位	2	体位不舒适,扣 2 分		
	6. 选择注射部位,消毒:预防接种在上臂三角肌下缘,过敏试验在前臂掌侧下 1/3 处。用 75%酒精消毒,待干	4	部位不对,扣 3 分;消毒方法、范围不对,各扣 2 分		
	7. 注射前查对确认无误,排气	2	未核对,扣 2 分;注射器内空气未排尽或未排气、排气方法不对、浪费药液,各扣 1 分		
	8. 进针 左手绷紧注射部位皮肤,右手持注射器,针尖斜面向上与皮肤成适宜角度刺入皮内,针尖斜面全部刺入皮内后固定针栓	3	进针角度不适宜、针头斜面未完全进入皮内、进针过深、酒精未干进针、不绷紧皮肤,各扣 1 分;方法不对及未固定针栓,各扣 1 分		
	9. 注药 右手推注药液 0.1 mL 至隆起圆形皮丘,并显露毛孔	3	药液量不准确,扣 3 分;皮试局部未形成皮丘,扣 2 分		
	10. 拔针 注射完毕后拔出针头,切勿按压	2	按压进针处,扣 2 分;拔针方法不正确,扣 1 分		
	11. 注射后查对,确认无误	3	未查对,扣 3 分		
	12. 叮嘱患者观察皮试结果时间,皮试观察期间不要离开病房,有不适及时报告	5	未告知注意事项,扣 5 分;告知不全,每少一项内容,扣 1 分;有一处不符合要求,扣 1 分		
	13. 协助患者取舒适体位,整理床单位和用物,致谢	2	体位不舒适,扣 2 分;有一处不符合要求,扣 1 分		
	14. 洗手	1	未洗手,扣 1 分		
	15. 记录 在治疗单上签全名,记录时间(皮试时间→结果判断时间)	4	未记录,扣 4 分;有一处记录不符合要求,扣 2 分		
	16. 观察结果、记录 按规定时间由 2 人观察结果,按要求记录皮试结果	5	未观察反应,扣 5 分;未按时观察结果,扣 3 分;结果判断错误,扣 5 分;未记录、未签全名、未双人查看结果,各扣 2 分		

表 1-5-2(续 3)

程序	规范项目	分值	评分标准	扣分	得分
操作后评价(15 分)	1. 按消毒技术规范要求分类整理使用后物品	3	有一处不符合要求,扣 1 分		
	2. 正确指导患者 向患者解释操作目的及配合要点、注意事项	5	未指导,扣 5 分;指导不全,每少一处,扣 1 分		
	3. 语言通俗易懂,态度和蔼,沟通有效	2	态度、语言不符合要求,各扣 1 分;沟通无效,扣 2 分		
	4. 全过程动作熟练、规范,符合操作原则	5	有一处不符合要求,酌情扣 1~2 分		
回答问题(5 分)	1. 目的 用于过敏试验、预防接种及局部麻醉的前驱步骤。 2. 注意事项 (1)勿用碘酊消毒皮肤,嘱患者勿揉擦、覆盖注射部位,以免影响结果的观察,注射后 20 min 观察结果。 (2)药液要现用现配,剂量要准确。 (3)做皮试前必须询问有无过敏史,有过敏史者不可做试验。 (4)必要时药敏试验需做对照,即在另一前臂相同部位,注入 0.1 mL 生理盐水,20 min 后对照结果	5	有一项内容回答不全或回答错误,扣 0.5 分		
总分		100			

(二)其他

以个人为单位考核,考核地点为医院或社区,考核内容为皮内注射法的操作。在学生操作的过程中,判断学生的操作是否规范;是否严格执行了无菌操作及查对制度;是否能够与患者进行有效沟通,减轻患者恐惧心理,缓解患者不适;是否能够按照消毒技术规范要求分类处理使用后物品等。同时,对学生的操作速度、熟练程度、操作过程中的安全意识等方面进行评价。准确率达到 85%及以上为合格。

本课点旨在培养学生的职业素养、沟通技巧和人文关怀能力。

七、课后作业

1. 患者:女性,25 岁,因近期出现低热、乏力、咳嗽伴少量痰液,持续 2 周未缓解,到医院就诊。患者无吸烟史，但有与结核病患者接触史。医生怀疑其可能感染结核病，开具医嘱进行结核菌素试验，以评估是否存在结核感染。作为护士，你负责为该患者进行皮内注射。

请问：

(1)皮内注射的目的是什么？

(2)皮内注射的常用部位有哪些？

(3)皮内注射的操作步骤是什么？

(4)注射后需要告知患者哪些注意事项？

八、知识拓展

皮内注射

皮内注射作为一种医疗技术，近年来在多个方面取得了前沿进展。

(一)技术革新

1. 计算机辅助的精准注射

利用计算机辅助的精准注射如数字玻尿酸注射技术，医生可以根据患者的面部结构和需求进行个性化设计，有效解决了传统注射容易过量或不足的问题，让注射更加安全、有效。

2. 新型注射装置

市场上出现了多种新型皮内注射装置，这些装置设计更加人性化，操作更加简便，且能够减轻患者的疼痛和不适。例如，一些装置采用了微针技术，能够轻松穿透皮肤表层，实现无痛注射。

(二)应用领域拓展

1. 医美领域

皮内注射在医美领域的应用越来越广泛，如用于填充皱纹、改善皮肤质地等。随着技术的不断进步，皮内注射在医美领域的应用将更加精准和个性化。

2. 疫苗接种领域

皮内注射是疫苗接种的常用方法之一。近年来随着疫苗技术的不断发展，皮内注射在疫苗接种中的应用也越来越广泛。通过皮内注射接种的疫苗可以刺激机体产生更强的免疫反应，从而提高疫苗的保护效果。

除了医美和疫苗接种领域外，未来皮内注射技术还可能在疼痛管理、皮肤疾病治疗等方面发挥重要作用。

课点 1.6　肌内注射法

一、学习目标

(一)态度目标

1. 在注射给药过程中,能善于沟通、动作轻柔、注意患者隐私保护,体现人文关怀意识。
2. 能时刻关注患者的生理、心理感受。

(二)知识目标

1. 能正确理解并解释肌内注射的概念。
2. 能正确阐述肌内注射原则。
3. 能正确描述肌内注射法的操作、常用部位及注意事项。

(三)技能目标

1. 能以正确的方法完成抽吸药液的操作。
2. 能以正确的方法完成肌内注射法的操作。

二、前置任务

扫码观看操作相关视频,完成预习。

三、操作流程

(一)工作流程

操作前	⇨	1.准备用物 治疗盘、注射器及针头、注射药液、无菌盘、无菌巾、注射执行单、速干型手消毒液、锐器盒、医用垃圾桶、生活垃圾桶。 2.评估患者并解释 评估患者的病情、治疗情况、用药史、过敏史;患者的意识状态、肢体活动能力、对用药的认知程度及合作程度;注射部位的皮肤及肌肉组织状况。向患者及家属解释肌内注射的目的、方法、注意事项、配合要点、药物作用及副作用。 3.抽吸药液 查对药物,铺无菌盘,抽吸药液,排尽空气,保持无菌。 4.床边核对 携用物至患者床旁,核对患者床号、姓名、腕带。

操作中

1.根据病情不同采取侧卧位、俯卧位、仰卧位或坐位。
2.选择注射部位，常规消毒皮肤、待干。
3.二次核对，排尽空气。
4.推针进药
左手拇、示指绷紧局部皮肤，右手以执笔式持注射器，中指固定针栓，将针梗的1/2~2/3迅速垂直刺入皮肤，松开绷紧皮肤的手，抽动活塞，如无回血，缓慢注射药液。
5.拔针按压
注射完毕，用无菌干棉签轻压针刺处，快速拔针后按压至不出血为止。
6.再次核对
再次核对患者床号、姓名、药名、浓度、剂量、给药方法及时间。

操作后

1.协助患者取舒适卧位。
2.清理用物
所用物品须按消毒隔离制度处理，对一次性物品应按规定处理。
3.洗手
4.记录
记录注射时间，药物名称、浓度、剂量，患者的反应。

(二)相关知识点、技能点和态度点(表 1-6-1)

表 1-6-1　相关知识点、技能点和态度点

流程	内容
操作前	K:了解肌内注射的适应证。 K:了解肌内注射的禁忌证。 K:掌握肌内注射的目的。 S:能够全面、准确地为患者做好肌内注射前的各项准备工作。 A:严谨细致
操作中	K:掌握肌内注射中臀大肌、臀中肌、臀小肌、股外侧肌、上臂三角肌的定位方法。 S:掌握肌内注射的操作方法与流程,准确为患者进行肌内注射。 S:能够根据具体的案例,选用相应药物按照正确的步骤和要求为患者进行肌内注射的技术操作。 A:关爱患者
操作后	K:掌握肌内注射操作的注意事项。 K:记住物品分类知识。 S:在注射给药过程中,能够与患者进行有效沟通,动作轻柔,保护患者隐私,缓解患者不适。 S:能够准确记录结果。 S:按消毒技术规范要求分类处理使用后物品。 A:关爱患者

四、教学内容

(一)常用注射部位

肌肉注射法(常用注射部位有上臂三角肌、臀大肌、臀中肌、臂小肌、股外侧肌等,上臂三角肌在前文已介绍过,下面对其他部位进行简要介绍。

1. 臀大肌

臀大肌位于臀部皮下,为一四方形、肥厚的扁肌;起自髂骨翼外面,骶、尾骨背面及骶结节韧带;肌纤维向外下方斜行,上部肌纤维越过大转子,以腱膜移行于髂胫束的深面,下部肌纤维以肥厚的腱板止于股骨臀肌粗隆。

2. 臀中肌

臀中肌位于臀部,部分被臀大肌和阔筋膜张肌覆盖。它的中上部浅表仅被厚的筋膜覆盖,而前上部位于皮下,后下部则位于臀大肌的深面。臀中肌起于前后臀线之间的髂骨外侧,止于股骨大转子外侧。臀中肌是主要臀肌之一,受臀上神经支配,像三角肌一样有前、中、后 3 部分,但这 3 部分不能清楚地分开,后部比较小但有梨状肌补充。臀中肌包括肌腹和肌腱两部分,其中肌腹为肌性部分,主要由肌纤维(即肌细胞)组成,有收缩功能;肌腱主要由平行致密的胶原纤维束构成,强韧而无收缩功能。

3. 臀小肌

臀小肌位于臀中肌的深面,其形态、起止、功能及血管神经分布都与臀中肌相似。臀小肌起于髂骨背面(也有说法认为起于髂骨臀前线和臀下线之间或髂骨翼外面),肌束向下集中形成短腱,止于股骨大转子外侧。臀小肌由臀上神经的下支支配,并由臀上动脉深支的下支供血。

4. 股外侧肌

股外侧肌位于大腿外侧的浅层,是人体最大的肌肉之一。它起自股骨大转子根部、股骨体上半部分以及大粗隆(股骨外侧的一块突起),经过大腿的外侧,止于髌骨上缘或经过髌韧带至胫骨粗隆。股外侧肌是股四头肌中较为宽厚且力量强大的部分,其纤维包裹大腿外面,并向下方延伸至股四头肌间。

(二)常用肌内注射的药物

1. 镇痛类药物

(1)吗啡

吗啡为强效镇痛药,适用于手术后镇痛、癌症镇痛等。

(2)哌替啶

哌替啶又称杜冷丁,是合成的苯基哌啶类化合物,为临床解除剧烈疼痛的主要药物之一。

(3)注射用盐酸曲马多

注射用盐酸曲马多广泛用于中度和重度急慢性疼痛的治疗。

(4)盐酸哌替啶注射液

盐酸哌替啶注射液用于镇痛、心源性哮喘、麻醉前给药和人工冬眠等。

2. 抗生素类药物

(1)青霉素

青霉素用于治疗敏感细菌引起的感染,如呼吸道感染、尿路感染等。

(2)头孢菌素

头孢菌素抗菌谱广,对多种细菌有效,适用于全身各部位感染的治疗。

(3)注射用青霉素钠

注射用青霉素钠用于治疗敏感细菌引起的感染,给药方式为肌内注射。

(4)注射用头孢哌酮钠

注射用头孢哌酮钠为抗生素类药物,可快速进入血液循环,用于治疗细菌感染。

(5)注射用头孢唑林钠

注射用头孢唑林钠用于治疗敏感细菌引起的感染,如呼吸道感染、尿路感染以及皮肤软组织感染等。

3. 维生素类药物

(1)维生素 B_{12}

维生素 B_{12} 用于治疗维生素 B_{12} 缺乏引起的贫血、神经炎等。

(2)维生素 D

维生素 D 可促进钙的吸收和利用,治疗维生素 D 缺乏引起的佝偻病、骨质疏松等。

(3)维生素 B_{12} 注射液

维生素 B_{12} 注射液可快速补充患者体内缺乏的维生素 B_{12},改善相关症状。

(4)维生素 D_3 注射液

维生素 D_3 注射液具有促进钙吸收和维持血钙水平稳定的作用。

4. 糖皮质激素药物

(1)丁酸氢化可的松注射液

丁酸氢化可的松注射液具有抗炎、抗过敏和免疫抑制作用,适用于多种炎症性疾病和过敏反应的治疗。

(2)复方倍他米松注射液

复方倍他米松注射液可用于治疗对糖皮质激素敏感的急性和慢性疾病。

5. 解热镇痛药物

(1)双氯芬酸钠注射液

双氯芬酸钠注射液主要用于治疗类风湿关节炎、粘连性脊椎炎、非炎性关节痛等,也可用于消炎镇痛和退热。

(2)布洛芬注射液

布洛芬注射液用于缓解各种疼痛,如头痛、关节痛、牙痛等,并具有退热作用。

(3)赖氨匹林注射液

临床上,赖氨匹林注射液主要用于消炎镇痛,还可以起到退热的作用。

6. 其他药物

(1)肌肉松弛剂

肌肉松弛剂用于缓解肌肉紧张和痉挛。

(2)利尿剂

利尿剂,如呋塞米注射液、甘露醇注射液等,用于治疗水肿和高血压等疾病。

(3)醋酸地塞米松注射液

醋酸地塞米松注射液为一种肾上腺皮质激素类药物，能够治疗过敏性和自身免疫性炎症性疾病。

五、注意事项

(1)严格执行查对制度。
(2)严格遵守无菌操作原则。
(3)选择合适的注射器及针头。
(4)注射药液现配现用。
(5)选择合适的注射部位。
(6)注射前排尽空气。
(7)掌握合适的进针角度和深度。
(8)掌握无痛注射技术。
(9)严格遵守医疗废物处置制度。
(10)严格遵守锐器伤职业防护制度。

六、学习产出

(一)技能考核评分标准

技能考核中，85 分及以上为合格(表 1-6-2)。

表 1-6-2 肌内注射法评分标准

程序	规范项目	分值	评分标准	扣分	得分
操作前准备(20 分)	1. 仪表端庄，着装整洁	2	有一处不符合要求，扣 1 分		
	2. 核对医嘱、治疗单(卡)	5	未核对，扣 5 分；有一处不符合要求，扣 1 分		
	3. 评估 (1)了解药物使用注意事项。 (2)询问、了解患者的身体状况及注射部位状况。 (3)向患者解释操作目的，取得患者配合	6	未评估，扣 6 分；评估不全，每少一项，扣 2 分；未解释，扣 2 分		
	4. 洗手，戴口罩	2	有一处不符合要求，扣 1 分		
	5. 用物准备 手消毒液，治疗盘，无菌治疗巾包，无菌容器，无菌持物钳，2~5 mL 一次性注射器，棉签，药液，皮肤消毒剂，砂轮，治疗单(卡)，笔，表，利器盒，盛污容器。必要时备无菌方纱(折断安瓿用)	5	少一件或有一件不符合要求，扣 1 分		

表 1-6-2(续 1)

程序	规范项目	分值	评分标准	扣分	得分
操作流程(60 分)	1. 打开无菌治疗巾包,按规范要求铺治疗盘	2	未铺治疗巾,扣 2 分;手污染治疗巾、铺盘方法不对,扣 1 分		
	2. 核对 (1)注射单(卡):床号、姓名、药名、浓度、剂量、用法、时间。 (2)药品:药名、剂量、生产批号、有效期;对光检查药液是否浑浊、沉淀或有絮状物,瓶身有无裂痕。 (3)一次性注射器:名称、生产日期、有效期、包装完整性	5	未核对,扣 5 分;未检查,每项各扣 2 分;检查不全,扣 1 分;有一处不符合要求,扣 1 分		
	3. 吸药 (1)将安瓿尖端药液弹下,安瓿锯痕,用无菌棉纱包裹折断/消毒后折断。 (2)取一次性注射器及针头,并衔接紧密。 (3)用正确方法吸药,排尽空气。 (4)将抽吸好的药液套上安瓿,置于无菌盘内	5	锯后不消毒安瓿、注射器选择不当、吸药及排气方法不对、浪费药液,各扣 1 分;吸好的药液未放入治疗盘、未盖好,各扣 1 分;有一处不符合要求,扣 1 分		
	4. 携用物至患者床旁,核对患者,为患者进行遮挡	5	未核对,扣 3 分;未遮挡,扣 2 分		
	5. 选择注射部位(臀大肌、臀中肌、臀小肌、股外侧肌、上臂三角肌)并能正确叙述一种定位方法	5	选择注射部位不对,扣 5 分;定位不准确,扣 5 分;不能正确叙述定位方法,扣 3 分		
	6. 协助患者取合适体位,使注射部位肌肉放松	3	体位不合适,不利于肌肉放松,扣 3 分;有一处不符合要求,扣 1 分		
	7. 常规消毒皮肤,范围直径大于 5 cm	2	消毒皮肤范围及方法不正确,各扣 2 分		
	8. 注射前查对,确认无误,并排尽注射器内空气	5	未再次核对扣 3 分;排气方法不正确或空气未排尽,各扣 2 分;污染、浪费药液,各扣 2 分		
	9. 进针 指导患者放松,左手拇指、示指绷紧皮肤,右手持针,将针头迅速垂直刺入肌内 2.5~3 cm(针梗的 2/3,消瘦者及小儿酌减)	5	未绷紧皮肤,进针角度、手法不对,进针过深或过浅,各扣 2 分;注药前不回抽或回抽有血,各扣 2 分;有一处不符合要求,每处扣 2 分		

表 1-6-2(续 2)

程序	规范项目	分值	评分标准	扣分	得分
操作流程(60分)	10. 注药 松开左手,抽动活塞,右手固定针栓,无回血时,缓慢注入药物	6	未固定针栓、速度不当,各扣2分		
	11. 拔针 注射毕,左手用干无菌棉签按压针眼处,右手快速拔针,再按压进针点至不出血	3	拔针慢、未用棉签压进针处,各扣3分		
	12. 注射后查对,确认无误	3	未查对,扣3分		
	13. 询问患者对操作的感受	5	未评估,扣5分;有一处不符合要求,扣1分		
	14. 协助患者取舒适体位,整理床单位和用物,致谢	3	体位不舒适,扣2分;有一处不符合要求,扣1分		
	15. 洗手	1	未洗手,扣1分		
	16. 记录	2	未记录,扣2分;有一处记录不符合要求,扣2分		
操作后评价(15分)	1. 按消毒技术规范要求分类整理使用后物品	3	有一处不符合要求,扣1分		
	2. 正确指导患者 (1)告知患者注射时勿紧张,肌肉放松,使药液顺利进入肌组织,利于药液的吸收。 (2)告知患者所注射的药物及注意事项	5	未指导,扣5分;指导不全,每少一处,扣1分		
	3. 语言通俗易懂,态度和蔼,沟通有效	2	态度、语言不符合要求,各扣1分;沟通无效,扣2分		
	4. 全过程动作熟练、规范,符合操作原则	5	有一处不符合要求,酌情扣1~2分		
回答问题(5分)	1. 目的 (1)需迅速发挥药效或不能经口服用药的药物。 (2)不宜或不能做静脉注射的药物,又要求比皮下注射更迅速发生药效。 (3)注射刺激较强或药量较大的药物 2. 注意事项 (1)选择合适的注射部位,避免刺伤神经和血管,不能在有炎症、硬结、瘢痕等部位注射。 (2)需要同时注射2种及以上药液时,应注意配伍禁忌。	5	有一项内容回答不全或回答错误,扣0.5分		

表1-6-2(续3)

程序	规范项目	分值	评分标准	扣分	得分
回答问题(5分)	(3)同时注射多种药液时,应先注射刺激性较弱的药液,后注射刺激性较强的药液。 (4)切勿将针梗全部刺入,以防针梗从根部折断。 (5)5岁以下婴幼儿不宜选臀大肌注射,避免损伤坐骨神经,应选用臀中肌、臀小肌注射。 (6)对长期注射的患者,应轮流交替注射部位	5	有一项内容回答不全或回答错误,扣0.5分		
总分		100			

(二)其他

以个人为单位考核,考核地点为医院或社区,考核内容为肌内注射法的操作。在学生操作的过程中,判断学生的操作是否规范;是否严格执行了无菌操作及查对制度;是否能够与患者进行有效沟通,减轻患者恐惧心理,缓解患者不适;是否能够按照消毒技术规范要求分类处理使用后物品等。同时,对学生的操作速度、熟练程度、操作过程中的安全意识等方面进行评价。准确率达到85%及以上为合格。

本课点旨在培养学生的职业素养、沟通技巧和人文关怀能力。

七、课后作业

1.患者:女,42岁,因辅助受孕需要,接受孕酮(也称黄体酮)肌内注射治疗,每日剂量为40 mg(质量浓度为10 mg/mL),连续注射15 d。在注射期间,患者双侧臀部注射部位周围出现局部红肿、硬结,并逐渐加重,伴有轻度压痛。就诊时,其双侧臀部各见一约6 cm×4 cm大小的红色斑块,边界不清,表面无破溃,皮温正常,质硬。对此,医生给予下述处理:停止肌内注射孕酮;清热散结胶囊口服,每次5粒,每日3次;局部进行按摩和热敷治疗。经过上述处理,患者局部红肿和硬结逐渐消退,症状得到缓解。请问在处理孕酮肌注导致的局部红肿、硬结时,除了按摩和热敷外,还有哪些有效的治疗方法?

2.患儿:男,15岁,因恶心、呕吐在某诊所就诊,接受盐酸双环维林(止痉挛药)肌内注射治疗,剂量为20 mg。注射时,患儿感到注射部位剧烈疼痛。注射后数小时,患儿局部出现肿胀和紫癜。在接下来的两周内,肿胀持续,紫癜加剧,局部变为黑色,并伴有疼痛加剧、皮肤麻木和偶尔刺痛感。医生对患儿进行详细的体格检查和病史询问,诊断为尼科劳综合征(青斑样皮炎),给予局部护理和对症治疗,如冷敷、抗过敏药物等。经过治疗,患儿的症状逐渐缓解,局部肿胀和紫癜消退,皮肤颜色和感觉恢复正常。请问:

(1)盐酸双环维林肌内注射的适应证是什么?有哪些禁忌证?

(2)在进行盐酸双环维林肌内注射时,如何减少并发症的发生?

八、知识拓展

自动回缩肌内注射针

自动回缩肌内注射针是一种创新的医疗耗材,旨在提高肌内注射的安全性和便利性。注射完成后,推动推筒上的活塞基准线与外套零位线吻合时,针管会自动回缩到保护套内,避免针头暴露,减少医护人员和患者意外刺伤的风险。其设计符合人体工程学,医护人员可以单手完成整个注射过程,提高工作效率。产品经过环氧乙烷灭菌处理,确保无菌状态,避免交叉感染。其通常采用高质量的塑料(如 PP 料)和不锈钢(如 304 不锈钢)制成,确保产品的耐用性和安全性。

自动回缩肌内注射针广泛应用于临床肌肉注射、皮下注射、皮内注射以及静脉抽血等场景。特别是在需要快速吸收和起效的药物注射中,如抗生素、止痛药等,自动回缩肌内注射针能够提供更高的安全性和便利性。随着医疗技术的不断进步和医疗需求的不断增加,自动回缩肌内注射针在市场上得到了广泛应用和认可。未来,随着人们对医疗安全性和便利性的要求不断提高,自动回缩肌内注射针有望在材料、设计、功能等方面实现更多创新和发展。

课点 1.7　心 肺 复 苏

一、学习目标

(一)态度目标

在对危重患者实施抢救的过程中始终保持认真、专业的态度,全面、准确、高效地完成相应任务。

(二)知识目标

1. 能够正确理解并解释意识状态、意识障碍、轻度昏迷、深度昏迷、心肺复苏的概念。
2. 能够描述心搏骤停的原因。
3. 能够正确识别心搏骤停的临床表现。
4. 能够正确理解心肺复苏的注意事项。

(三)技能目标

能够采用正确的方法进行心肺复苏。

二、前置任务

扫码观看操作相关视频,完成预习。

三、操作流程

(一)工作流程

操作前

评估 ⇨

1.环境。
2.患者的意识、呼吸、大动脉搏动。

⇩

准备 ⇨

1.摆放体位。
2.解开衣领口、领带、围巾及腰带。
3.启动应急反应系统。

操作中

胸外按压 ⇨

1.按压部位
胸部中央(胸骨下半部分),两乳头连线的中点。
2.按压姿势
双肘关节伸直,依靠操作者的体重、肘及臂力,有节律地垂直施加压力;每次按压后迅速放松,放松时手掌根部不离开胸壁,注意胸廓充分回弹。
3.按压深度
使胸骨下陷5~6 cm(成人);儿童、婴儿至少为胸部前后径的1/3,儿童约5 cm,婴儿约4 cm。
4.按压频率
每分钟100~120次,按压后迅速放松,手掌根部不离开胸壁。

⇩

人工呼吸 ⇨

1.清除口腔、气道内分泌物或异物,对有义齿者应取下义齿。
2.开放气道
(1)仰头提颏法
抢救者一手的小鱼际置于患者前额,用力向后压使其头部后仰,另一手示指、中指置于患者的下颌骨下方,将颏部向前上抬起。
(2)仰头抬颈法
抢救者一手抬起患者颈部,另一手以小鱼际部位置于患者前额,使其头后仰,颈部上托。
(3)双手托下颌法
抢救者双肘置于患者头部两侧,持双手示指、中指、无名指放在患者下颌角后方,向上或向后抬起下颌。
3.人工呼吸
(1)口对口人工呼吸法
操作:在患者口鼻盖一单层纱布/隔离膜,使其头后仰→捏住患者鼻孔→双唇包住患者口部,吹气,使胸廓扩张→吹气毕,松开捏鼻孔手,注意观察胸部复原情况。
频率:按压与人工呼吸比为30:2。
吹气量:每次吹气时间>1 s,或潮气量为500~600 mL。
(2)口对鼻人工呼吸法
对象:口腔严重损伤或牙关紧闭的患者。
操作:用仰头提颏法,同时抢救者用举颏的手将患者口唇闭紧;深吸一口气,双唇包住患者鼻部吹气。

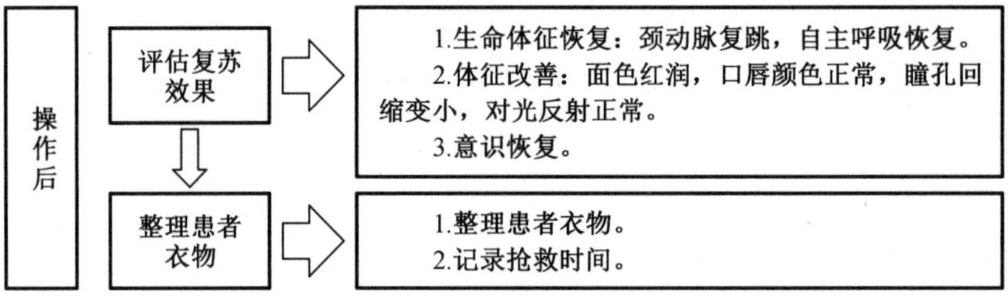

（二）相关知识点、技能点和态度点（表1-7-1）

表1-7-1 相关知识点、技能点和态度点

流程	内容
操作前	K:理解呼吸、心搏骤停的原因及临床表现。 K:掌握心肺复苏的概念。 S:能够全面、准确地为患者做好心肺复苏前的各项准备工作。 A:责任意识
操作中	K:掌握心肺复苏的注意事项。 S:掌握胸外按压术、人工呼吸的操作方法与流程,准确为患者进行心肺复苏。 S:能够根据具体的案例,按照正确的流程和要求为患者进行心肺复苏操作。 A:团队合作,珍爱生命
操作后	K:掌握心肺复苏的注意事项。 K:记住物品分类知识。 S:在注射给药过程中,能够与患者进行有效沟通,动作轻柔,保护患者隐私,缓解患者不适。 S:能够准确记录结果。 S:按消毒技术规范要求分类处理使用后物品。 A:关爱患者

四、教学内容

（一）心搏骤停的原因

了解心搏骤停的病因有助于判断患者是否适合进行心肺复苏。常见病因包括冠心病、心肌梗死、心律失常等。

1. 冠心病

冠心病是由狭窄性冠状动脉疾病引起的缺血性心脏病。由冠状动脉粥样硬化引起管腔狭窄或闭塞,使心肌缺血缺氧,进而导致的心脏病占冠心病的95%~99%。冠心病的临床表现包括心绞痛、心肌梗死、慢性缺血性心脏病和心脏性猝死。

2. 心肌梗死

心肌梗死是指由冠状动脉供血不足引起心肌缺血性坏死。临床表现为：有剧烈而较持久的胸骨后疼痛，用硝酸酯制剂或休息后症状不能完全缓解，可并发心律失常、休克或心力衰竭。

3. 心律失常

心律失常是指心脏冲动的频率、节律、起源部位、传导速度与激动次序的异常，发生机制包括冲动形成异常、冲动传导异常或两者并存。

（二）心搏骤停的病理生理变化

心搏骤停后，患者会出现一系列病理生理变化，如心功能降低、心律失常、冠脉供血不足等。这些变化会影响心肺复苏的效果和患者的预后。

1. 心功能降低

心功能降低也称心功能减退或心功能不全，通常指的是心脏泵血功能受到影响，导致心输出量无法满足身体基本代谢需求的综合征。心功能降低的症状因人而异，但通常包括以下几个方面：胸闷、胸痛、呕吐、呼吸困难、全身乏力。

2. 心律失常

心律失常是指心脏起搏和传导功能紊乱，导致心脏节律、频率或激动次序出现异常，症状轻重不一，可能表现为：

（1）轻度症状

在发病初期，患者可能仅在劳累后出现心悸、乏力等情况。

（2）重度症状

随着病情的发展，患者可能出现胸闷、气短、心悸、喘憋，伴随呼吸困难、活动耐量下降、活动后精神紧张、乏力等症状。严重时，患者还可能出现头晕、头痛、眼前一过性黑朦，伴随恶心、喷射样呕吐等情况。更加严重时，患者甚至可能出现一过性意识丧失、意识不清等临床症状和表现。

3. 冠脉供血不足

冠脉供血不足即冠状动脉供血不足，是指冠状动脉血流量相对减少或绝对减少，不能满足心肌代谢的需要，从而产生心脏缺血、缺氧的表现。冠脉供血不足的症状轻重不一，可能表现为：

（1）无症状心肌缺血

患者一般没有症状，冠脉供血不足程度较轻，心肌缺血处于可代偿状态。

（2）心绞痛

稳定型心绞痛的典型症状为阵发性的前胸压榨性疼痛或憋闷感觉，主要位于胸骨后部，可放射至心前区和左上肢尺侧，常发生于劳力负荷增加时，持续数分钟，休息或用硝酸酯制剂后疼痛消失。不稳定型心绞痛则可能表现为静息时或夜间发生心绞痛，持续20 min以上，并且程度较重，近期心绞痛逐渐加重，原来可以缓解心绞痛的措施此时变得无效或不完全有效。

(3)急性心肌梗死

急性心肌梗死伴有全身症状,主要是发热,并伴有心动过速、白细胞增高和红细胞沉降率增快等,由坏死物质吸收所引起。

(4)其他症状

其他症状包括心律失常、低血压、休克、心力衰竭等。心律失常可能见于75%~95%的患者,多发生于起病后12周内。低血压和休克可能在疼痛期出现,也可能在起病后数小时至1周内发生。心力衰竭可能出现呼吸困难、咳嗽、发绀、烦躁等症状,严重者可发生肺水肿,甚至发展为右心衰竭。

(三)按压部位

1. 胸部结构

了解胸部的解剖结构对于正确进行胸外按压至关重要。相关人员需要知道胸骨、肋骨以及胸腔内器官的位置,以确保按压时能够准确作用于胸骨下半部,即双乳头连线与胸骨相交处,避免损伤其他器官。

2. 气道结构

了解气道的解剖结构有助于开放气道,应了解舌、会厌、喉部、气管等结构的位置和功能,以便在心肺复苏中采取正确的措施来保持气道通畅。

(四)按压频率

1. 心脏泵血机制

心脏的泵血功能是通过心肌的收缩和舒张来实现的。按压频率的设置需要模拟心脏的正常跳动频率,以确保血液能够有效地被泵送到全身各部位。根据国际指南,心肺复苏的按压频率应控制在每分钟100~120次,这个范围旨在确保足够的心脏输出和血液流动,以维持重要器官的氧气供应。

2. 血液循环

血液循环是维持生命活动的重要过程,包括体循环和肺循环。按压频率的设定需要考虑到血液循环的速度和效率,以确保在心搏骤停的情况下,能够通过人工按压来维持基本的血液循环。

3. 生理效应

按压频率过快或过慢都会对患者产生不良影响。频率过快可能导致心脏充盈不足,而频率过慢则无法提供足够的灌注。因此,设置合理的按压频率对于提高心肺复苏的成功率至关重要。

(五)按压深度

1. 胸部结构

了解胸部的解剖结构对于确定按压深度至关重要。胸骨、肋骨以及胸腔内器官的位置和厚度都会影响对按压深度的选择。过深的按压可能导致肋骨骨折、心包积血或心脏压塞等严重并发症,而过浅的按压则可能无法获得有效的按压效果。

2. 心脏和肺部的功能

按压深度的设置需要考虑到心脏和肺部的功能需求。足够的按压深度能够推动血液在心血管系统中流动,并通过按压胸骨使心脏受到挤压,将心室内的血液泵出,供给全身各个器官。同时,按压深度也需要考虑到肺部的通气功能,以确保在按压过程中不会影响肺部的正常呼吸。

五、注意事项

(1)发现无呼吸或不正常呼吸(喘息样呼吸)的心搏骤停的成人,应立即启动紧急救护系统,并立即进行心肺复苏。

(2)按压部位要准确,用力合适,以防止压折胸骨、肋骨。

(3)单一施救者应先开始进行胸外心脏按压,然后进行人工呼吸[心肺复苏的顺序是胸外心脏按压(C)—开放气道(A)—人工呼吸(口对口人工呼吸,B)]。

(4)按压频率为每分钟 100~120 次。如果没有正常呼吸,有脉搏,给予人工呼吸的频率为每 6 s 1 次或每分钟 10 次,并每 2 min 检查 1 次脉搏;如果没有脉搏,立即开始心肺复苏。

六、学习产出

(一)技能考核评分标准

技能考核中,90 分及以上为合格(表 1-7-2)。

表 1-7-2　单人徒手心肺复苏评分标准

项目	技术操作要求	分值	得分
准备	仪表端庄,服装(衣、帽、鞋)整洁,修剪指甲	3	
	用物准备:硬木板 1 块、纱布(弯盘、踏脚板)等	2	
计划	复苏目标(口述):操作快速有效恢复猝死患者呼吸循环和意识	1	
	现场安全性判断:查看周围环境是否安全	2	
评估患者及呼救	(1)判断患者意识:呼叫患者、轻拍患者肩部,轻拍重唤,两侧呼唤“同志,你怎么了?”,口述“无意识”	5	
	(2)判断患者呼吸、颈动脉搏动:通过眼看患者胸部有无起伏,无起伏表示呼吸停止(5 分)。 在判断呼吸的同时,术者示指和中指指尖触及患者气管正中部,旁开两指(或向同侧下方滑动 2~3 cm),至胸锁乳突肌前缘凹陷处(5 分)。判断时间为 5~10 s(2 分)	12	
	如无意识、呼吸、脉搏应立即大声呼救,寻求他人帮助(通知医生,准备除颤器等物品)。立即进行心肺复苏(步骤 C—A—B)	5	

表 1-7-2(续)

项目	技术操作要求	分值	得分
操作要点	胸外心脏按压:C ①体位放置:患者仰卧位在坚实平面上(对外伤患者应保护其颈椎)。检查是否为硬板床,如为软床,胸下需垫胸外按压板(2分)。解开衣扣,腰带,暴露胸部(2分)。四肢无扭曲,去枕(2分)。 ②按压部位:胸骨中下1/3交界处或剑突上2指处(2分);乳头连线与胸骨交叉点(2分)。 ③按压手法:一手掌根部放于按压部位,另一只手平行重叠于此手背上,手指上翘、并拢,只以掌根部接触按压部位(2分)。双臂位于患者胸骨的正上方,双肘关节伸直(2分),利用上身重量垂直下压,抬起时胸壁充分回弹(2分)。 ④按压深度:5~6 cm(2分)。 ⑤按压频率:100~120次/min(2分);按压30次后执行"A"。 ③~⑤步重复2次(10分)	30	
	开放气道:A ①如呼吸道有分泌物,应当清理呼吸道分泌物(1分)、口鼻部,取下活动义齿(1分)。判断患者颈部有无损伤(1分),若颈部有损伤则采用双手托下颌法(1分),若颈部无损伤则采用仰头提颏法(1分)。经判断患者颈部无损伤(1分)。 ②采用仰头提颏法开放气道,使下颌、耳垂与身体长轴垂直(1分)	7	
	人工呼吸(口对口人工呼吸):B ①压额、捏鼻(2分),包口吹气(双唇包绕患者口部形成封闭腔,用力吹气,吹气时间1 s)(2分)。 ②用眼睛余光观察患者胸廓是否抬起(2分)。 ③吹气量为500~600 mL。吹毕,松开鼻孔1~2 s,注意观察胸廓复原情况,见胸廓抬起即可(1分)。 ④吹气两口后,立即进行胸外心脏按压(1分)。两次人工呼吸时间间隔小于10 s(2分)。 ⑤重复2次(10分)	20	
	胸外按压:呼吸比率为30∶2,C—A—B程序操作5个循环后,再次判断患者颈动脉搏动及呼吸(判断时间至少10 s,颈动脉恢复搏动)(2分);检查瞳孔(散大瞳孔已回缩,出现对光反射)(2分);测量血压,血压值在90/60 mmHg(2分);面色、口唇、皮肤、甲床颜色由发绀或灰白转为红润(2分)	8	
操作后	整理用物(2分)。 洗手、记录和签字(3分)	5	
总分		100	

(二)其他

以个人为单位考核,考核地点为医院或社区,考核内容为心肺复苏法的操作。在学生操作的过程中,判断学生的操作是否规范;仪表是否端庄;用物准备是否齐全;操作流程是否正确;操作是否熟练,沉着冷静,手法正确;是否关心体贴患者;复苏是否有效;用物处理是否符合要求等。同时,对学生的操作速度、熟练程度、操作过程中的安全意识和应急处理能力等方面进行评价。准确率达到 90%及以上为合格。

本课点旨在培养学生的职业素养、沟通技巧和人文关怀能力。

七、课后作业

1. 患者:女性,54 岁,因 2 h 前误服敌敌畏 50 mL 左右前往急诊就诊。患者神志不清,双瞳孔呈针尖大小,烦躁不安,面色苍白,口唇发绀,体温为 36.7 ℃,脉搏为 98 次/min,呼吸为 24 次/min,血压为 131/85 mmHg,呼吸急促,双肺呼吸音粗。护士遵医嘱立即给予洗胃。在胃灌洗过程中,患者突然出现意识丧失、自主呼吸消失症状,测不到脉搏、血压。护士立即拔除胃管,对患者进行心肺复苏。抢救 7 min 后,患者仍未恢复大动脉搏动和自主呼吸。医生立即行气管插管辅助呼吸,随后患者恢复心跳和自主呼吸。

请思考:

(1)呼吸停止、心搏骤停的常见原因及临床表现是什么?

(2)心肺复苏的注意事项有哪些?

2. 患者:男性,64 岁,主诉 2 年前开始上 5 层楼时出现心前区疼痛,呈闷痛,伴左肩酸痛,每次持续几十秒钟,休息约 1 min 可缓解,每个月发作 1~2 次;2 个月前开始在情绪激动时出现心前区闷痛,持续达 10 min,伴冷汗、头昏、乏力,同时整个左上肢酸痛不适,经休息或含服速效救心丸后 3~5 min 才缓解,每个月发作 6~7 次。

请思考:

(1)该患者最可能患了什么病?

(2)你考虑该患者首要的护理措施是什么?

八、知识拓展

心脏直流电复律

心脏直流电复律是用电能来治疗快速异位心律失常,使之转复为窦性心律的一种有效方法,分为同步电复律与非同步电复律两种。其中,同步电复律是指由复律机(也称除颤器)由 R 波的电信号激发放电,非同步电复律是指除颤器在心动周期的任何时间都可放电。

除颤器是实施电复律术的主体设备。其配有电极板,大多有大小两对,大的适用于成人,小的适用于儿童。使用前应检查除颤器各项功能是否完好,电源有无故障,充电是否充足,各种导线有无断裂和接触不良。除颤器作为抢救设备,应始终保持良好性能、蓄电池充电充足,如此方能在紧急状态下随时能实施紧急电击除颤。

在进行体外电复律时,电极板安放的位置有两种:一种称为前后位,即将一块电极板放在背部肩胛下区,将另一块电极板放在胸骨左缘 3~4 肋间水平。有人认为这种方式通过心脏电流较多，所需电能较少，潜在的并发症也可减少。选择性电复律术宜采用这种方式。另一种是将一块电极板放在胸骨右缘2~3肋间（心底部），将另一块电极板放在左腋前线内第5肋间（心尖部）。这种方式迅速便利，适用于紧急电击除颤。两块电极板之间的距离不应小于10 cm。电极板应该紧贴患者皮肤并稍微加压，不能留有空隙，边缘不能翘起。安放电极处的皮肤应涂导电糊，也可用盐水纱布，紧急时甚至可用清水，但绝对禁用酒精，否则可引起皮肤灼伤。消瘦而肋间隙明显凹陷导致电极与皮肤接触不良者宜用盐水纱布，并可多用几层，可改善皮肤与电极的接触。两个电极板之间要保持干燥，避免因导电糊或盐水相连而造成短路。电极板把手也应保持干燥，不能被导电糊或盐水污染，以免伤及操作者。当进行心脏手术或开胸心脏按压而需进行心脏直接电击除颤时，需专用小型电极板，一块置于右心室面，另一块置于心尖部，在心脏表面洒生理盐水，将电极板紧贴心室壁。

课点1.8 口腔护理

一、学习目标

（一）态度目标

1. 培养学生具备良好的职业道德和职业素养，尊重患者、关心患者。
2. 培养学生严谨求实的工作态度，确保患者安全。

（二）知识目标

1. 掌握口腔护理的基本理论知识，包括口腔解剖生理、常见口腔疾病的病因和症状等。
2. 了解口腔护理的目的、注意事项及常用溶液的选择。

（三）技能目标

1. 能够正确进行口腔护理操作，包括刷牙、漱口、使用牙线等。
2. 能够为特殊患者（如昏迷患者）进行口腔护理。

二、前置任务

扫码观看操作相关视频，完成预习题

三、操作流程

(一)工作流程

操作前

1.评估

评估患者的年龄、病情、意识、心理状态、自理能力、配合程度及口腔卫生状况。

2.解释

向患者及家属解释口腔护理的目的、方法、注意事项及配合要点。

3.患者准备

(1)了解口腔护理的目的、方法、注意事项及配合要点。

(2)取舒适、安全且易于操作的体位。

4.环境准备

宽敞，光线充足或有足够的照明。

5.护士准备

衣帽整洁，修剪指甲，洗手、戴口罩。

操作中

1.核对

备齐用物，携用物至患者床旁，核对患者床号、姓名、腕带。

2.体位

协助患者侧卧或仰卧，头偏向一侧，面向护士。

3.铺巾、置盘

将治疗巾置于患者颈下，将弯盘置于患者口角旁。

4.润湿

倒漱口液，润湿并清点棉球数量。

5.湿润口唇

6.漱口

协助患者用吸水管吸水漱口。

7.口腔评估

在进行口腔评估时，嘱患者张口。护士一手持手电筒，一手持压舌板观察口腔情况。对于昏迷患者或牙关紧闭者，可用开口器协助张口。

8.按顺序擦拭

用弯止血钳夹取含有口腔护理液的棉球，拧干。

(1)嘱患者咬合上、下齿，用压舌板撑开左侧颊部，纵向擦洗牙齿左外侧面，由臼齿洗向门齿。同法擦洗牙齿右外侧面。

(2)嘱患者张开上、下齿，擦洗牙齿左上内侧面、左上咬合面、左下内侧面、左下咬合面，弧形擦洗左侧颊部。同法擦洗右侧牙齿。

(3)擦洗舌面、舌下及硬腭部。

(4)擦洗完毕，再次清点棉球数量。

9.再次漱口

协助患者再次漱口，用纱布擦净口唇。

10.再次评估口腔状况

操作同7。

11.润唇

口唇涂液状石蜡或润唇膏，酌情涂药。

操作后	⇨	1.撤去弯盘及治疗巾 2.协助患者取舒适卧位，整理床单位 3.整理用物 4.洗手 5.记录

(二)相关知识点、技能点和态度点(表1-8-1)

表1-8-1 相关知识点、技能点和态度点

流程	内容
操作前	K:了解口腔护理的适应证。 K:了解口腔护理的禁忌证。 S:能够全面、准确地为患者做好口腔护理前的各项准备工作。 A:严谨求实
操作中	K:掌握口腔护理的操作步骤。 K:掌握口腔护理的目的。 S:能够根据患者的口腔情况选择合适的口腔护理液。 S:掌握口腔护理的操作方法与流程,准确为患者进行口腔护理。 S:能用正确的方法排除口腔护理中出现的各种障碍。 S:能够根据具体的案例,按照正确的流程和要求完成口腔护理的技术操作。 A:关爱患者,有无菌意识
操作后	S:能够准确识别口腔护理患者的不良反应。 S:按消毒技术规范要求分类处理使用后物品。 A:严谨认真

四、教学内容

(一)常用口腔清洁部位

1. 口腔

口腔是以骨性口腔为基础形成的,前方的开口叫口裂,由上、下唇围成;后方以咽峡和咽交通;上壁(顶)是腭;下壁是口底;两侧壁叫颊。整个口腔被上、下牙弓(包括牙槽突、牙龈和牙列)分隔为前、后两部分,前部叫口腔前庭,后部叫固有口腔。在上、下牙列咬合时,两部分可通过两侧第三磨牙后方的间隙连通,在牙关紧闭时可经此间隙插管或注入营养物质。

2. 牙

牙是人体最坚硬的结构,嵌于上、下颌骨的牙槽内,呈弓状排列成上牙弓和下牙弓。牙具有机械加工(咬切、撕裂、磨碎)食物和辅助发音的作用。每个牙均可分为3部分,露出于口腔内的叫牙冠,嵌于牙槽内的叫牙根,介于两者之间狭细的部分叫牙颈。牙主要由牙质构成。在牙冠,牙质外面还另有光亮坚硬的釉质。牙根的表面覆有黏合质。

(二)常用口腔护理溶液

1. 生理盐水

生理盐水成分为质量浓度为0.9%的氯化钠溶液,能够清洁口腔、预防感染,保持口腔湿润,促进伤口愈合。其在口腔pH值为中性时适用。生理盐水可以每天使用,安全性高。

2. 过氧化氢溶液

过氧化氢溶液的常用质量浓度为1%~3%,具有抗菌、防臭的作用,可以有效治疗口臭、抑制口腔内的厌氧菌感染。对口腔感染有溃疡、坏死组织者,以及在口腔pH值为酸性时适用。过氧化氢溶液需在医生指导下使用,避免因浓度过高而导致不适。

3. 呋喃西林溶液

呋喃西林溶液具有广谱抗菌作用,能够清洁口腔、预防口臭、预防牙冠炎和牙龈炎等口腔疾病。其在口腔pH值为中性时适用。可以适当使用该溶液,应避免长期大量使用而导致口腔菌群失调。

4. Dobell溶液(复合硼酸溶液)

Dobell溶液能够轻微抑菌、消除口臭,适用于口腔pH值为中性时。该溶液应在医生指导下使用,确保用药安全。

5. 碳酸氢钠溶液

碳酸氢钠溶液的常用质量浓度为1%~4%,属于碱性药剂,对真菌有抑制作用,主要用于真菌感染的治疗。其在口腔pH值偏酸时适用。该溶液需在医生指导下使用,避免自行调配,因质量浓度不当而导致黏膜损伤。

(三)其他口腔护理溶液

1. 康复新液

康复新液具有消炎、止痛、促进愈合的作用,主要用于口腔黏膜炎、牙龈炎等口腔疾病的治疗。

2. 西帕依固龈液

西帕依固龈液用于预防和治疗牙龈炎、牙周病,有助于稳固牙龈、减少牙龈出血。

3. 复方氯己定含漱液

复方氯己定含漱液具有广谱抗菌作用,能减少口腔内的细菌,用于牙龈炎、牙周病等口腔疾病的治疗。

4. 浓替硝唑含漱液

浓替硝唑含漱液主要用于治疗由厌氧菌引起的口腔感染,如牙周脓肿、冠周炎等。

五、注意事项

(1)昏迷患者禁止漱口,以防止误吸发生。

(2)检查口腔时,对长期使用抗生素和激素的患者,需特别留意是否存在真菌感染。

(3)传染病患者的用品需严格按照消毒隔离原则进行处理。

六、学习产出

(一)技能考核评分标准

技能考核中,85 分及以上为合格(表 1-8-2)。

表 1-8-2 口腔护理操作评分标准

程序	规范项目	分值	评分标准	扣分	得分
操作前准备(20 分)	1. 仪表端庄,着装整洁	2	有一处不符合要求,扣 1 分		
	2. 核对医嘱、治疗单(卡)	5	未核对,扣 5 分;有一处不符合要求,扣 1 分		
	3. 评估 (1)询问、了解患者身体状况,如意识是否清醒、有无吞咽障碍。 (2)重点评估口腔情况,如有无义齿,口腔黏膜情况如有无出血、溃疡等。 (3)向患者解释操作的目的,取得患者配合	6	未评估,扣 6 分;评估不全,每少一项,扣 2 分;未解释,扣 2 分		
	4. 洗手,戴口罩	2	有一处不符合要求,扣 1 分		
	5. 用物准备 手消毒液,口腔包,水杯(内盛温开水和吸水管,对昏迷患者无须准备),压舌板,手电筒,盛污物容器。按需要准备开口器,外用药(如液状石蜡、冰硼散、制霉菌素、甘油等)。选择合适的溶液浸湿棉球并清点数量	5	少一件或有一件不符合要求,扣 1 分		
操作流程(60 分)	1. 携用物至患者床旁,核对床号、姓名、腕带	3	未核对,扣 3 分;核对不全,每少一处,扣 1 分		
	2. 告知患者配合事项,协助患者取侧卧位或面向护士	3	体位不舒适,扣 2 分;有一处不符合要求,扣 1 分		
	3. 在患者颌下铺治疗巾,将弯盘放于口角旁。如有义齿先取下	1	有一处不符合要求,扣 1 分		
	4. 湿润口唇、口角	1	口角干裂未湿润扣 1 分;		
	5. 协助并指导患者正确漱口(对清醒患者),观察口腔情况	2	未漱口,扣 2 分;未协助、未指导,各扣 1 分;未观察口腔情况,扣 1 分;观察方法不正确,扣 1 分		
	6. 用压舌板撑开对侧颊部,用弯血管钳夹取棉球由内向外纵向擦洗臼齿至门齿,顺序从上牙外侧面到下牙外侧面	6	漏擦洗一处,扣 3 分;擦洗方法不对,扣 2 分;有一处不符合要求,扣 1 分		

表 1-8-2(续 1)

程序	规范项目	分值	评分标准	扣分	得分
操作流程（60 分）	7. 同法擦洗另一外侧面	3	漏擦洗一处,扣 3 分;擦洗方法不对,扣 2 分;有一处不符合要求,扣 1 分		
	8. 嘱患者张开上、下齿,按顺序擦洗对侧牙齿上内侧→上咬合面→下内侧面→下咬合面	12	漏擦洗一处,扣 3 分;擦洗方法不对,扣 2 分;有一处不符合要求,扣 1 分		
	9. 以弧形擦洗对侧颊部	3	漏擦洗,扣 3 分;擦洗方法不对,扣 2 分;有一处不符合要求,扣 1 分		
	10. 同法擦洗另一侧	3	漏擦洗一处,扣 3 分;擦洗方法不对,扣 2 分;有一处不符合要求,扣 1 分		
	11. 擦洗硬腭部→舌面→舌底,注意勿触及咽部,以免引起恶心	9	漏擦洗一处,扣 3 分;擦洗方法不对,扣 2 分;有一处不符合要求,扣 1 分		
	12. 协助并指导患者漱口	2	未漱口,扣 2 分;未协助、未指导,各扣 1 分		
	13. 擦净口周围及口唇	1	有一处不符合要求,扣 1 分		
	14. 询问患者对操作的感受,用手电筒观察口腔情况(如是否擦洗干净,有无棉球遗留,有无出血、溃疡等情况),必要时口腔用药	4	未评估,扣 4 分;方法不正确,扣 2 分;有一处不符合要求,扣 1 分		
	15. 清点棉球数量	1	未清点,扣 1 分		
	16. 撤去弯盘和治疗巾	1	有一处不符合要求,扣 1 分		
	17. 协助患者取舒适体位,整理床单位,致谢	2	有一处不符合要求,扣 1 分		
	18. 洗手	1	未洗手,扣 1 分		
	19. 记录	2	未记录,扣 2 分;记录不符合要求,每处扣 1 分		
操作后评价（15 分）	1. 按消毒技术规范要求分类整理使用后物品	3	有一处不符合要求,扣 1 分		
	2. 正确指导患者 (1)告知患者在操作过程中的配合事项。 (2)指导患者正确的漱口方法,避免其呛咳或者误吸	5	未指导,扣 5 分;指导不全,每少一处,扣 1 分		

表 1-8-2(续 2)

程序	规范项目	分值	评分标准	扣分	得分
操作后评价(15 分)	3. 语言通俗易懂,态度和蔼,沟通有效	2	态度、语言不符合要求,各扣 1 分;沟通无效,扣 2 分		
	4. 全过程动作熟练、规范,符合操作原则	5	有一处不符合要求,扣 1~2 分		
回答问题(5 分)	1. 目的 (1)保持口腔及牙齿清洁,消除口臭。 (2)预防口腔感染,防止并发症。 (3)观察口腔黏膜和舌苔有无异常,便于了解病情变化。 2. 注意事项 (1)擦洗过程中,动作轻柔,特别是对有凝血功能障碍的患者,应防止碰伤黏膜及牙龈。 (2)昏迷患者需用开口器时,应从臼齿放入。 (3)牙关紧闭者不可用暴力使其张口,以免造成损伤。擦洗时需用止血钳夹紧棉球,每次一个,防止棉球遗留在口腔内。棉球不可过湿,以防患者将溶液吸入呼吸道。 (4)对有义齿者,应取下义齿并用冷水刷洗干净,待患者漱口后戴上。暂时不用义齿时,可将其浸泡于清水中,每日更换清水。义齿禁用热水和消毒水浸泡	5	有一项内容回答不全或回答错误,扣 0.5 分		
总分		100			

(二)其他

以个人为单位考核,考核地点为医院或社区,考核内容为口腔护理的操作。在学生操作的过程中,判断学生的操作是否规范;是否严格执行了无菌操作及查对制度;是否能够准确识别和处理常见的口腔护理不良反应;是否能够与患者进行有效沟通,减轻患者恐惧心理,缓解患者不适;是否能够按照消毒技术规范要求分类处理使用后物品等。同时,对学生的操作速度、熟练程度、操作过程中的安全意识和应急处理能力等方面进行评价。准确率达到 85%及以上为合格。

本课点旨在培养学生的职业素养、沟通技巧和人文关怀能力。

七、课后作业

1. 患者:张先生,65岁,因长期吸烟和不良口腔卫生习惯,被诊断为重度牙周病。近期,他因急性牙周脓肿入院治疗,主诉牙龈剧烈疼痛、面部肿胀,并伴有发热和进食困难。

(1)请问导致张先生形成牙周脓肿的可能原因有哪些?

(2)请针对张先生的情况,列出初步的紧急处理措施。

(3)请设计一个长期的口腔护理计划,以帮助张先生预防未来牙周病的复发。

2. 患者:王先生,70岁,因突发脑出血而导致中度昏迷,格拉斯哥昏迷评分(Glasgow coma score,GCS)为6分。患者口腔内有少量分泌物,牙龈轻度红肿,舌苔厚腻,部分牙齿松动。目前,王先生正在接受紧急医疗救治,同时需要全面的口腔护理以防止感染和其他并发症。请问:

(1)作为责任护士,口腔护理目标有哪些?

(2)应如何检查口腔,并做好口腔清洁?

八、知识拓展

(一)智能口腔护理工具

1. 智能电动牙刷

通过内置的传感器和算法,智能电动牙刷能够实时监测刷牙力度、频率和覆盖范围,确保牙齿得到全面、均匀的清洁。一些高端型号的智能电动牙刷甚至具有蓝牙连接功能,可以与手机应用程序(application,APP)配合使用,记录并分析用户的刷牙习惯,为其提供个性化的改进建议。

2. 口腔护理机器人

这是一种更为先进的智能设备,能够根据用户的口腔状况和需求,为其提供定制化的护理方案。它通常配备有高精度的摄像头和传感器,能够精准地识别并清洁口腔中的每一个角落。

(二)新型口腔护理产品

1. 植萃漱口水

与传统的漱口水相比,植萃漱口水更注重对天然成分的使用。它们通常含有多种植物提取物,如茶树油、薄荷油等,具有抗菌、消炎、清新口气等多重功效。这些成分温和不刺激,适合长期使用。

2. 抗菌牙线

新型牙线在材质和工艺上进行了改进,具有更强的抗菌能力。它们能够深入牙缝,有效清除食物残渣和牙菌斑,预防牙周病和蛀牙的发生。

(三)个性化护理方案

1. 口腔健康评估

医护人员通过专业的口腔健康评估工具,可以全面了解用户的口腔状况和需求。这些工具通常包括口腔扫描仪、口腔摄影仪等,能够精准地捕捉口腔内的细节信息。

2. 定制护理方案

根据口腔健康评估结果,口腔医生或护理专家会为用户制定个性化的护理方案。这些方案通常包括刷牙方法、牙线使用技巧、漱口水选择等多个方面,旨在满足用户的特定需求。

项目 2　专科护理实践

课点 2.1　胃肠减压技术

一、学习目标

（一）态度目标

1. 在胃肠减压操作过程中能够正确、轻柔地操作，避免对患者造成不必要的伤害，并有意识地保护患者的胃肠黏膜。

2. 能遵守胃肠减压相关法律法规和行业标准，树立依法行政、严谨认真的工作态度。

（二）知识目标

1. 能正确解释胃肠减压的原理。
2. 能准确说出胃肠减压常用器械的种类及作用。
3. 能正确阐述胃肠减压的注意事项。
4. 能正确解释胃肠减压过程中引流不畅的原因。
5. 能正确解释胃肠减压常见并发症的发生原因。
6. 能运用所学知识准确识别常见的胃肠减压并发症。
7. 能正确计算胃肠减压的速度和时间（如根据引流速度预估引流时间等）。

（三）技能目标

1. 能用正确的方法排除胃肠减压过程中出现的各种障碍。
2. 能全面、准确地为患者做好胃肠减压前的各项准备工作。
3. 能根据具体案例，按照正确的流程和要求完成胃肠减压的技术操作。

二、前置任务

扫码观看操作相关视频，完成预习。

三、操作流程

（一）工作流程

操作前

用物准备 ⇨ 一次性胃液包，一次性胃管，一次性20 mL注射器，一次性手套，胶布，别针，棉签，听诊器，洗手液，污物盘，胃肠减压引流袋，胃肠减压护理包(内置弯盘3个、血管钳、治疗巾、纱布2块)，橡皮筋，生理盐水，酒精棉球罐。

检查用物及引流袋外袋是否漏气。

护士准备 ⇨ 着装整齐、仪表端庄，态度和蔼，洗手、戴口罩，查对。

患者准备 ⇨ 对患者进行全面评估，帮助患者取舒适卧位，头稍后仰并偏向一侧。选择鼻腔，分别观察鼻腔并清洁鼻腔。

操作中 ⇨

1.查对，将治疗巾铺于患者颌下，将弯盘放于下颌；用液状石蜡润滑胃管。

2.测量胃管长度(从前额发际至剑突处或从鼻尖经耳垂至脑背剑突处)45~55 cm。

3.插入14~16 cm胃管，到达患者咽喉部时，嘱患者做吞咽动作，将胃管送至所需长度。

4.检查胃管是否在胃内：

(1)抽吸胃管，检查管内是否有胃内溶液。

(2)快速注入10 mL空气，听是否有气过水声。

(3)将胃管末端置于盛水碗中，观察是否有气泡逸出。

5.将胃管尾端反折，用纱布包裹，用别针固定于枕边。

6.将患者枕头移向对侧，“一夹、二松、三铺巾”，将弯盘置于患者接口处，清洁鼻腔，用酒精棉球清洁固定带，检查固定松紧度。

7.取出清洁的胃肠减压器放于治疗巾右下角，将导管夹于右手手指间。

8.左手用纱布包住胃管接口，更换胃肠减压器(注意：清洁管在上、污管在下，二者不可相互触及)。提拉并盖上污管接口，将其放于治疗车下层的弯盘内。

9.松开血管钳，挤压引流管并观察引流情况。

10.撤离治疗巾，固定胃管，确保其长度合适、无扭曲。

11.协助患者取合适的卧位，整理床单位。

操作后 ⇨

1.先处理治疗盘内的用物，再处理治疗巾内的用物，将弯盘没入到消毒液中。

2.处理引流液：对光检查，观察。

3.引流袋放入黄色垃圾袋。

4.将弯盘没入到消毒液中。

5.再次查对记录，整理床单位，向患者及其家属交代注意事项。

6.保持病室环境舒适、安静，垃圾分类放置。

7.整体评价：操作正规，护患关系融洽。

(二)相关知识点、技能点和态度点(表2-1-1)

表2-1-1　相关知识点、技能点和态度点

流程	内容
操作前	K:了解胃肠减压的适应证。 K:了解胃肠减压的注意事项。 S:能够正确计算胃肠减压的速度和时间。 A:严谨认真
操作中	K:掌握胃肠减压的原理。 K:掌握胃肠减压常用器械的种类及作用。 S:能够掌握胃肠减压的注意事项。 S:能够掌握胃肠减压过程中引流不畅的原因。 S:能够掌握胃肠减压常见并发症的原因。 S:能够识别常见的胃肠减压并发症。 A:关爱患者
操作后	S:能够准确识别胃肠减压患者的不良反应。 S:能够掌握正确计算胃肠减压的速度和时间的方法。 S:能够按消毒技术规范要求分类处理使用后物品。 A:严谨认真

四、教学内容

(一)常用减压部位

1. 胃管插入部位

胃管通常经鼻腔插入胃内,插入深度一般为从发际到剑突的距离,成人为45~55 cm。胃是胃肠减压的主要部位。通过胃管将胃内的气体、液体引出,可降低胃肠道内压力。

2. 特殊情况

在某些特殊情况下,如肠梗阻患者,可能需要根据梗阻部位调整胃管插入深度或采用其他辅助措施,以确保有效减压。如果梗阻部位较低,接近回肠末端,可能还需要结合其他检查手段判断减压效果。

(二)常用技术的作用

1. 缓解胃肠道梗阻症状

当胃肠道发生梗阻时,如幽门梗阻、肠梗阻等,胃肠道内积聚大量的气体和液体,导致肠管扩张,进而引发腹痛、腹胀等症状。胃肠减压可以及时引出这些气体和液体,降低胃肠道内压力，缓解梗阻症状，改善患者的舒适度。

2. 预防和治疗胃肠道穿孔

胃肠道穿孔后，胃肠内容物会流入腹腔，引起腹膜炎等严重并发症。胃肠减压可以降低胃肠道内的压力，并降低胃肠内容物继续外渗的风险，有助于预防和治疗胃肠道穿孔后的并发症。

3. 促进胃肠道手术后的恢复

胃肠道手术后，胃肠功能受到抑制，胃肠蠕动减弱，容易出现胃肠胀气等情况。胃肠减压可以引出胃内的气体和液体，减轻胃肠负担，促进胃肠功能的恢复，有利于吻合口的愈合。

4. 辅助诊断

在某些消化系统疾病的诊断中，胃肠减压可作为一种辅助手段。例如，通过观察引流物的性质、量和颜色等，可以为疾病的诊断提供线索，如判断是否存在消化道出血、胆汁反流等情况。

5. 输入器械的种类和操作方式

输入器械的种类和操作方式应根据患者的病情和身体状况来确定，同时在胃肠减压过程中应遵循相关的操作规范和注意事项。

五、注意事项

(1)严格执行无菌操作及查对制度，预防感染及差错事故的发生。

(2)根据病情需要合理安排胃肠减压的时机和持续时间，并根据治疗原则，按急、缓及患者的耐受情况合理调整减压强度。

(3)对需要长期胃肠减压的患者，要注意保护鼻腔和食管黏膜，定期更换胃管(按规定时间间隔)，避免长期压迫造成黏膜损伤。

(4)胃肠减压前要检查器械是否完好，确保胃管通畅、无堵塞或破损。在胃肠减压过程中要密切观察引流物的性质、量和颜色等，如有异常应及时报告医生并处理。

(5)注意胃管的固定，防止胃管脱出。患者在翻身、活动时要小心，医护人员应给予必要的指导和协助。

(6)严格掌握胃肠减压的压力和速度。对年老体弱、心肺功能不全的患者，要适当控制减压速度和压力，避免引起不适或并发症。

六、学习产出

(一)技能考核评分标准

技能考核中，85 分及以上为合格(表 2-1-2)。

表 2-1-2　鼻饲法评分标准

程序	规范项目	分值	评分标准	扣分	得分
操作前准备（20分）	1. 仪表端庄,着装整洁	2	有一处不符合要求,扣1分		
	2. 核对医嘱、治疗单(卡)	5	未核对,扣5分;有一处不符合要求,扣1分		
	3. 评估 (1)询问身体状况,了解既往有无插管经历。 (2)评估患者鼻腔情况,如鼻腔黏膜有无肿胀、炎症、鼻中隔偏曲、息肉等。 (3)既往有无鼻部疾患。 (4)解释操作目的,取得患者配合。	6	未评估,扣6分;评估不全,每少一项,扣2分;未解释,扣2分		
	4. 洗手,戴口罩	2	有一处不符合要求,扣1分		
	5. 用物准备 手消毒液,治疗盘,鼻饲包(治疗碗1个、弯盘1个、镊子、垫巾、纱布、液状石蜡棉球2个),适当型号的一次性胃管,注射器,甘油节注射器,棉签,胶布,听诊器,装有温开水的杯子,治疗碗2个(1个装义齿,1个装鼻饲液),一次性手套,别针,治疗单,温度适宜的鼻饲液(按医嘱准备),盛污物容器,拔管用物(治疗盘内放一次性手套、纱布、棉签、松节油、盛污物容器)	5	少一件或有一件不符合要求,扣1分		
操作流程（60分）	1. 携用物至床旁,核对患者床号、姓名、腕带	3	未核对,扣3分;核对不全,每少一处,扣1分		
	2. 告知患者配合事项,协助患者取侧卧位或面向护士	3	体位不舒适,扣3分;有一处不符合要求,扣1分		
	3. 在患者颌下铺巾,放置弯盘,清洁鼻腔	2	有一处不符合要求,扣1分		
	4. 戴手套,检查胃管是否通畅,用液状石蜡棉球润滑胃管前端,测量插管长度(成人为45~55 cm,婴幼儿为14~18 cm),即从发际到剑突的距离或者从鼻尖到耳垂和从耳垂到剑突的距离之和,做好标记	5	未检查胃管是否通畅、不量长度,扣5分;量不准,扣2分		
	5. 告知患者可能出现的不适及配合事项,将胃管沿一侧鼻孔轻轻插入,到咽喉部(插入14~15 cm)时,指导患者做深呼吸或吞咽动作,随后迅速将胃管插入	7	插管前不告知配合方法、不润滑胃管,各扣3分;插管方法不对、插入不畅时未检查、插管过程中不指导、患者呛咳时仍继续插管,扣5分		

表 2-1-2(续 1)

程序	规范项目	分值	评分标准	扣分	得分
操作流程(60 分)	6. 证实胃管在胃内 可选用以下方法中的一种。 (1)在胃管末端接注射器抽吸,有胃液抽出。 (2)置听诊器于胃部,用注射器从胃管注入 10 mL 空气,听到气过水声。 (3)当患者呼气时,将胃管末端置于治疗碗内的水中,无气泡逸出	8	未检查胃管是否在胃内,扣 8 分;检查方法不对,扣 5 分		
	7. 固定胃管	2	未固定,扣 2 分;固定不牢扣 1 分		
	8. 检查鼻饲饮食温度	2	未检查鼻饲饮食温度或温度不宜,扣 2 分		
	9. 注入温度适宜的鼻饲饮食 以一手折起胃管末端并加以固定,另一手用甘油注射器抽吸少量温开水注入胃内,再缓缓注入流质或药液,注入量不超过 200 mL。用营养泵持续滴入时,将流质饮食放在专用容器内,滴注端接胃管,注意观察患者反应	7	灌注量不准确,扣 1 分;用营养泵滴入时连接不正确,扣 5 分;不通畅,扣 2 分;未观察患者反应,扣 2 分;有一处不符合要求,扣 2 分		
	10. 鼻饲结束后,再注入少量温开水(20~50 mL)	2	有一处不符合要求,扣 1 分		
	11. 拔除胃管 揭去固定的胶布。嘱患者深吸一口气 屏住呼吸。用纱布包裹近鼻孔端的胃管,边拔边用纱布擦胃管,拔到咽喉处时,快速拔出。清洁患者口、鼻、面部,擦净胶布痕迹	5	有一处不符合要求,扣 1 分		
	12. 鼻饲管的维持 封闭胃管末端,将胃管末端抬高反折,用纱布包好,用橡皮圈或夹子夹紧,用别针固定胃管于患者枕旁或衣服上	3	有一处不符合要求,扣 1 分		
	13. 撤去弯盘和治疗巾,脱手套	1	有一处不符合要求,扣 0.5 分		
	14. 询问患者对操作的感受,了解患者的满意度	5	未评估,扣 5 分;方法不正确,扣 2 分;有一处不符合要求,扣 1 分		
	15. 协助患者取舒适体位,整理床单位和用物,致谢	2	有一处不符合要求,扣 1 分		

表 2-1-2(续 2)

程序	规范项目	分值	评分标准	扣分	得分
操作流程(60 分)	16. 洗手	1	未洗手,扣 1 分		
	17. 记录	2	未记录,扣 2 分;记录不符合要求,每处扣 1 分		
操作后评价(15 分)	1. 按消毒技术规范要求分类整理使用后物品	3	有一处不符合要求,扣 1 分		
	2. 正确指导患者 (1)告知患者插胃管和鼻饲可能造成的不良反应。 (2)告知患者鼻饲操作过程中可能存在的不适及配合事项。 (3)指导患者在恶心时做深呼吸或吞咽动作。 (4)告知患者在带管过程中的注意事项,避免胃管脱出	5	未指导,扣 5 分;指导不全,每少一项,扣 1 分		
	3. 语言通俗易懂,态度和蔼,沟通有效	2	态度、语言不符合要求,各扣 1 分;沟通无效,扣 2 分		
	4. 全过程动作熟练、规范,符合操作原则	5	有一处不符合要求,酌情扣 1~2 分		
回答问题(5 分)	1. 目的 通过胃管供给不能经口进食患者营养丰富的流质饮食,保证患者能摄入足够的蛋白质与热量、水分和药物。 2. 注意事项 (1)插管动作轻稳,通过食管狭窄处时尤需注意,避免损伤食管黏膜。 (2)昏迷患者因吞咽和咳嗽反射消失,不能合作,为提高插管的成功率,在插管前将患者头向后仰,当插至 15 cm(会厌部)时,以左手将患者头部托起,使下颌靠近胸骨柄以增大咽部通道的弧度,便于胃管顺利通过会厌部。 (3)每次灌食前应先检查胃管是否在胃内,确实无误,方可灌食。每次灌注量不超过 200 mL,温度 38 ~ 40 ℃,间隔时间不少于 2 h。 (4)长期鼻饲者,胃管应每周更换一次(晚上最后一次灌食后拔出,次日再由另一鼻孔插入)	5	有一项内容回答不全或回答错误,扣 0.5 分		

(二)其他

以个人为单位考核,考核地点为医院或社区,考核内容为胃肠减压技术的操作。在学生操作的过程中,判断学生的操作是否规范;是否严格执行了无菌操作及查对制度;是否能够准确识别和处理常见的胃肠减压并发症;是否能够与患者进行有效沟通,减轻患者恐惧心理,缓解患者不适;是否能够按照消毒技术规范要求分类处理使用后物品等。同时,对学生的操作速度、熟练程度、操作过程中的操作力度是否适宜(避免对患者造成伤害)、应急处理能力等方面进行评价。准确率达到85%及以上为合格。

本课点旨在培养学生的职业素养、沟通技巧和人文关怀能力。

七、课后作业

1. 患者:李某,男性,50岁,因肠梗阻入院,现需进行胃肠减压治疗。胃管插入深度为50 cm,从上午10时开始胃肠减压,前2 h引流量为300 mL,按照这个引流速度,预计24 h的引流量是多少?(需多方面分析问题并写出计算具体过程)

2. 患者:张某,48岁,因胃溃疡穿孔接受了胃大部切除术,术后放置了胃肠减压管。在胃肠减压过程中,患者出现引流不畅、引流物突然减少,同时伴有腹痛、腹胀加重的情况。请问:患者可能发生了什么情况,如何处理?

八、知识拓展

经鼻空肠营养管

经鼻空肠营养管是一种特殊的营养支持管道。它通过鼻腔插入,经过食管、胃,最终到达空肠。在胃肠减压的同时,对于一些不能经口进食但胃肠功能部分存在的患者,可以通过经鼻空肠营养管进行营养支持。

经鼻空肠营养管的放置需要一定的技巧和经验。医护人员需要根据患者的具体情况,如鼻腔情况、食管和胃的解剖结构等,选择合适的营养管型号和插入方法。在使用过程中,要注意保持营养管的通畅,防止堵塞。同时,要根据患者的营养需求,合理配制营养液,并按照规定的速度和量进行输注。

然而,经鼻空肠营养管也可能出现一些并发症,如误吸、管道堵塞、肠道不耐受等。医护人员需要密切观察患者的反应,一旦出现并发症,应及时采取相应的措施进行处理。例如,如果发生误吸,应立即停止输注营养液,将患者头部偏向一侧,清除口腔和呼吸道内的异物,并给予必要的呼吸支持。

总的来说,经鼻空肠营养管是胃肠减压患者营养支持的一种有效方式,但其使用和管理需要医护人员的专业知识和技能,患者也需要积极配合并注意可能出现的并发症。

课点2.2 膀胱冲洗技术

一、学习目标

(一)态度目标

1. 在膀胱冲洗过程中能够正确、轻柔地操作,避免对患者造成不必要的伤害,尤其在导尿过程中注意保护患者的尿道黏膜。

2. 能遵守膀胱冲洗和导尿相关法律法规和行业标准,树立严谨求实的工作态度。

(二)知识目标

1. 能正确解释膀胱冲洗的原理。
2. 能准确识别膀胱冲洗常用溶液的种类及作用。
3. 能正确说明膀胱冲洗的注意事项。
4. 能正确解释膀胱冲洗过程中出现引流不畅的原因。
5. 能正确解释导致常见的膀胱冲洗并发症的原因。
6. 能运用所学知识准确识别常见的膀胱冲洗并发症。
7. 能正确计算膀胱冲洗的速度和冲洗液量。

(三)技能目标

1. 能用正确的方法排除膀胱冲洗过程中出现的各种障碍。

2. 能全面、准确地为患者做好膀胱冲洗前的各项准备工作,包括导尿相关准备(如导尿术的操作要点、选择合适的导尿管等)。

3. 能根据具体案例,按照正确的流程和要求完成膀胱冲洗(包括导尿后连接冲洗装置进行冲洗)的技术操作。

二、前置任务

扫码观看操作相关视频,完成预习。

三、操作流程

（一）工作流程

操作前

1.按规定着装、洗手、戴口罩。

2.了解病情，观察尿管引流情况，掌握操作注意事项，用物准备齐全。

3.环境符合操作要求。

4.环境准备(关闭门窗,拉上隔帘)。

5.检查物品失效期并双人核对。

6.查对床号、姓名。

7.向患者解释导尿和膀胱冲洗的目的，取得其配合

操作中

1.协助患者脱其对侧裤腿并盖于近侧腿部，对侧腿用被子遮盖。

2.取屈膝仰卧位，垫一次性中单，双腿略外展，暴露外阴。

3.在治疗车上打开导尿包，取出清洗包。

4.撕开消毒棉球带，倒入弯盘，将弯盘置于两腿之间。

5.左手带无菌手套，右手持镊子夹棉球消毒。

(1)男患者：先擦洗阴茎背面，顺序为中、左、右各用一个棉球擦洗，左手持纱布提起阴茎并后推包皮，充分暴露冠状沟，夹取棉球自尿道口至龟头螺旋向上到冠状沟重复3次；将阴茎提起，用棉球自龟头向下消毒至阴囊处，顺序为中、左、右；将纱布垫于阴茎与阴囊之间。

(2)女患者：消毒外阴，顺序为阴阜、大阴唇、小阴唇、尿道口，方法为自上而下、由外向内，最后一个棉球从尿道口消毒至肛门部。

4.将用后物品放在弯盘内，并将弯盘移至床尾，脱手套。

5.挂冲洗液、排气。

6.戴手套。

7.关闭尿袋接头处开关。

8.在尿管分叉处尾端1~2 cm处用碘伏消毒两次，将头皮针刺入尿管腔。

9.用胶布将针柄环形固定于尿管上。

10.打开输液器调节器开关，根据需要调整滴数。

11.向家属交代注意事项。

操作后

1.观察与记录

(1)引流情况。

(2)患者主诉。

(3)注意报告异常情况并做护理记录。

2.冲洗完毕，撕开胶布，撤去头皮针。

3.整理用物，洗手，签名。

（二）相关知识点、技能点和态度点（表 2-2-1）

表 2-2-1　相关知识点、技能点和态度点

流程	内容
操作前	K：了解膀胱冲洗的适应证。 K：了解膀胱冲洗的注意事项。 S：能够正确计算膀胱冲洗的速度和冲洗液量。 A：严谨认真

表 2-2-1(续)

流程	内容
操作中	K:掌握膀胱冲洗的原理。 K:掌握膀胱冲洗常用器械的种类及作用。 S:能够掌握膀胱冲洗的注意事项。 S:掌握膀胱冲洗过程中引流不畅的原因。 S:掌握导致常见的膀胱冲洗并发症的原因。 S:能够识别常见的膀胱冲洗并发症。 A:关爱患者
操作后	S:能够准确识别膀胱冲洗患者的不良反应。 S:能够掌握正确计算膀胱冲洗的速度和时间。 S:能够按消毒技术规范要求分类处理使用后物品。 A:严谨认真

四、教学内容

(一)常用冲洗部位及相关解剖结构

1. 膀胱

膀胱是储存尿液的器官,也是膀胱冲洗的主要部位。在进行膀胱冲洗时,先通过导尿管将冲洗液引入膀胱,再将膀胱内的尿液和冲洗液混合液引出,达到冲洗的目的。

2. 尿道

尿道是尿液排出体外的通道,在导尿和膀胱冲洗过程中,尿道的解剖结构特点(如男性尿道的长而弯曲、女性尿道短而直等)会影响操作的难易程度和可能出现的并发症。

(二)常用冲洗液的作用

1. 生理盐水

生理盐水是最常用的膀胱冲洗液,其作用是清洁膀胱,冲走膀胱内的细菌、黏液、血液和其他杂质,维持膀胱内环境的相对清洁,减少感染的风险。

2. 呋喃西林溶液

呋喃西林溶液具有抗菌消炎的作用,可用于预防和治疗膀胱内的感染。它能抑制细菌的生长繁殖,在膀胱冲洗中有助于消除膀胱内的炎症病灶。

3. 碳酸氢钠溶液

碳酸氢钠溶液可碱化尿液,减轻尿液对膀胱黏膜的刺激,对于某些特殊情况(如酸性尿液对膀胱黏膜刺激较大时)适用。

(三)导尿术相关知识

1. 导尿管的选择

根据患者的性别、年龄、尿道情况等选择合适的导尿管。一般男性可选用较粗的导尿管,女性选用相对较细的导尿管。导尿管的材质有橡胶、硅胶等,硅胶导尿管的生物相容性好,对尿道黏膜的刺激小,更常用于长期留置导尿术患者。

2. 导尿操作要点

(1)患者准备

患者应取合适体位(男性患者一般为仰卧位,两腿稍外展;女性患者取屈膝仰卧位),对会阴部进行清洁消毒。

(2)插入深度

男性插入深度为20~22 cm,女性插入深度为4~6 cm。在插入过程中,操作要轻柔,避免损伤尿道黏膜。

(3)固定

导尿管在被插入膀胱后,要妥善固定,防止脱出。一般采用胶布或专用的固定装置进行固定。

(四)膀胱冲洗的作用

1. 预防和治疗泌尿系统感染

通过膀胱冲洗,可以清除患者膀胱内的细菌和其他病原体,降低泌尿系统感染的发生率。对于已经发生感染的患者,膀胱冲洗有助于清除感染灶,促进炎症的消退。

2. 保持膀胱内环境稳定

当膀胱内有血液、黏液或其他异物时,膀胱冲洗能够及时将其清除,维持膀胱的正常生理指标,如维持膀胱的正常容量、压力等。

3. 促进膀胱功能恢复

在某些泌尿系统手术(如膀胱手术)后,膀胱冲洗可以减少手术部位的渗出物对膀胱的刺激,有利于膀胱黏膜的修复和膀胱功能的恢复。

4. 注意事项

输入冲洗液的种类和量应根据患者的病情(如是否存在感染、膀胱内出血情况等)来确定,同时在膀胱冲洗过程中应遵循相关的操作规范和注意事项。

五、注意事项

(1)严格执行无菌操作及查对制度,预防感染及差错事故的发生。无论是导尿还是膀胱冲洗,都要确保无菌操作,避免将细菌带入泌尿系统。

(2)根据患者的病情需要合理安排膀胱冲洗的时机、频率和持续时间,并根据治疗原则,按急缓及患者的耐受情况合理调整冲洗强度(如冲洗速度、冲洗液量等)。

(3)对需要长期留置导尿管进行膀胱冲洗的患者,要注意保护其尿道黏膜,定期更换导尿管(按规定时间间隔),避免长期压迫造成黏膜损伤。

(4)膀胱冲洗前要检查冲洗装置是否完好，并确保导尿管通畅，无堵塞或破损。在膀胱冲洗过程中要密切观察冲洗液的进出情况、引流液的性质(如颜色、浑浊度等)，如有异常应及时报告医生并处理。

(5)注意导尿管的固定，防止导尿管脱出。患者在翻身、活动时要小心，医护人员应给予必要的指导和协助。

(6)严格掌握膀胱冲洗的速度。冲洗速度根据流出液的颜色进行调节，一般为 80~100 mL/min，有明显出血时可加快冲洗速度，使引出液变清。对年老体弱、心肺功能不全的患者，要适当控制冲洗速度，避免引起不适或并发症。

(7)冲洗时，冲洗液面距床面约 60 cm，如滴入药液，须在膀胱内保留 15~30 min 后再引出体外。

(8)气候寒冷时，应将冲洗液加温至 35 ℃左右，以防冷水刺激膀胱，引起膀胱痉挛。

六、学习产出

(一)技能考核评分标准

技能考核中，85 分及以上为合格(表 2-2-2、表 2-2-3)。

表 2-2-2　女患者导尿术评分标准

程序	规范项目	分值	评分标准	扣分	得分
操作前准备(20 分)	1. 仪表端庄，着装整洁	2	有一处不符合要求，扣 1 分		
	2. 核对医嘱、治疗单(卡)	5	未核对，扣 5 分；有一处不符合要求，扣 1 分		
	3. 评估 (1)询问、了解患者的身体状况。 (2)了解患者的膀胱充盈度及局部皮肤情况。 (3)向患者解释操作目的，取得配合	6	未评估，扣 6 分；评估不全，每少一处，扣 2 分；未解释，扣 2 分		
	4. 洗手，戴口罩	2	有一处不符合要求，扣 1 分		
	5. 用物准备 治疗车上放置：铺清洁治疗巾的治疗盘，内备一次性导尿包，手消毒液，下层置盛污物容器	5	少一件或有一件不符合要求，扣 1 分		
操作流程(60 分)	1. 携用物至患者床旁，核对床号、姓名	3	未核对，扣 3 分；核对不全，每少一处，扣 1 分		
	2. 告知患者操作方法，关闭门窗，注意遮挡患者	3	未告知，扣 3 分；有一处不符合要求，扣 1 分		

表 2-2-2(续 1)

程序	规范项目	分值	评分标准	扣分	得分
操作流程(60 分)	3. 协助患者取屈膝仰卧位,脱去对侧裤腿,盖在近侧腿上,两腿略外展,暴露外阴,打开一次性导尿包外包装	3	体位不符合,扣 2 分;有一处不符合要求,扣 1 分		
	4. 消毒外阴 (1)将外阴消毒用物按操作顺序合理摆放。 (2)左手戴手套,右手持血管钳或镊子,依次消毒阴阜,大阴唇,左手分开大阴唇,消毒小阴唇及尿道口,顺序由外向内,自上而下,每个棉球只用一次。将用过的棉球及手套放在弯盘内	8	顺序颠倒一次,扣 2 分;有一处不符合要求,扣 1 分		
	5. 取无菌导尿包置于患者两腿之间,按无菌原则的要求打开导尿包的外、内层包布,按操作顺序整理无菌用物	2	有一处不符合要求,扣 1 分		
	6. 将 0.1%洗必泰溶液(氯己定溶液)(或 0.1%新洁尔灭溶液)倒于小杯内	2	有一处不符合要求,扣 1 分		
	7. 无菌区域的准备 (1)戴无菌手套。 (2)铺孔巾,使孔巾和导尿包巾形成一无菌区。 (3)用液状石蜡棉球润滑导尿管前端。 (4)检查尿管是否通畅	8	有一处不符合要求,扣 2 分		
	8. 以左手持纱布分开并固定小阴唇,右手用血管钳或镊子夹消毒棉球,按顺序消毒:尿道口→两侧小阴唇→尿道口。每个棉球只用一次	8	顺序颠倒一次,扣 2 分;有一处不符合要求,扣 2 分		
	9. 左手继续固定小阴唇不松开,嘱患者深呼吸同时用右手持另一血管钳夹导尿管对准尿道口轻轻插入尿道 4~6 cm,见尿液流出后再插入 1 cm 左右,固定	10	有一处不符合要求,扣 2 分		
	10. 如需要做尿培养,用试管接取中段尿 5 mL,盖好瓶盖。如为一次性导尿,导尿完毕后,拔除导尿管,撤出孔巾,脱去手套,放入导尿包内	3	有一处不符合要求,扣 1 分		
	11. 如需留置导尿管,应在插管时见尿液流出后再插入 1~2 cm,向水囊内注入 10~15 mL 的无菌生理盐水,轻拉导尿管有阻力感,确定尿管固定稳妥,接上无菌引流袋,并将其固定在床边	5	有一处不符合要求,扣 1 分		

表 2-2-2(续2)

程序	规范项目	分值	评分标准	扣分	得分
操作流程(60分)	12. 协助患者整理衣裤,取舒适体位,询问患者感受,整理床单位和用物,向患者致谢	2	有一处不符合要求,扣1分		
	13. 洗手	1	未洗手,扣1分		
	14. 记录	2	未记录,扣2分;记录不符合要求,每处扣1分		
操作后评价(15分)	1. 按消毒技术规范要求分类处理使用后物品	3	有一处不符合要求,扣1分		
	2. 正确指导患者 (1)指导患者放松,在插管过程中协调配合,避免污染。 (2)指导患者在留置导尿管期间保证充足液体摄入量,预防发生感染和结石。 (3)告知患者在留置导尿管期间防止导尿管打折、弯曲、受压、脱出等情况发生,保证通畅。 (4)告知患者保持尿袋高度低于耻骨联合水平,防止逆行感染	5	未指导,扣5分;指导不全,每少一处,扣1分		
	3. 语言通俗易懂,态度和蔼,沟通有效	2	态度、语言不符合要求,各扣1分;沟通无效,扣2分		
	4. 全过程动作熟练、规范,符合操作原则	5	有一处不符合要求,酌情扣1~2分		
回答问题(5分)	1. 目的 (1)采集患者尿标本做细菌培养。 (2)为尿潴留患者引流尿液,减轻痛苦。 (3)用于患者术前膀胱减压以及下腹、盆腔器官手术中持续排空膀胱,避免术中误伤。 (4)在尿道损伤早期或手术后作为支架引流,经导尿管对膀胱进行药物灌注治疗。 (5)在患者昏迷、尿失禁或会阴部有损伤时,留置导尿管以保持局部干燥、清洁,避免尿液的刺激。 (6)在抢救休克或危重患者时,准确记录尿量、尿液相对密度,可为病情变化提供依据。 (7)为患者测量膀胱容量、压力及残余尿量,向膀胱注入造影剂或气体以协助诊断。 2. 注意事项 (1)在患者留置导尿管期间,要定时夹闭导尿管。 (2)尿潴留患者一次导出尿液不超过1 000 mL,以防出现虚脱和血尿。 (3)导尿管拔除后,注意观察患者排尿的异常症状	5	有一项内容回答不全或回答错误,扣0.5分		

注:表中0.1%洗必泰溶液及0.1%新洁尔灭溶液中的“0.1%”均指质量分数,下同。

表 2-2-3　男患者导尿法评分标准

程序	规范项目	分值	评分标准	扣分	得分
操作前准备（20分）	1. 仪表端庄，着装整洁	2	有一处不符合要求，扣1分		
	2. 核对医嘱、治疗单（卡）	5	未核对，扣5分；有一处不符合要求，扣1分		
	3. 评估 （1）询问、了解患者的身体状况。 （2）了解患者的膀胱充盈度及局部皮肤情况。 （3）向患者解释操作目的，取得配合	6	未评估，扣4分；评估不全，每少一处，扣2分；未解释，扣2分		
	4. 洗手，戴口罩	2	有一处不符合要求，扣1分		
	5. 用物准备 治疗车上放置：铺清洁治疗巾的治疗盘，内备一次性导尿包，手消毒液，下层置盛污物容器	5	少一件或有一件不符合要求，扣1分		
操作流程（60分）	1. 携用物至患者床旁，核对床号、姓名	3	未核对，扣3分；核对不全，每少一处，扣1分		
	2. 告知患者操作方法，关闭门窗，注意遮挡患者	3	未告知，扣3分；有一处不符合要求，扣1分		
	3. 协助患者取仰卧位，脱去对侧裤腿，盖在近侧腿上，两腿略外展，暴露外阴，打开一次性导尿包外包装	3	体位不符合，扣2分；有一处不符合要求，扣1分		
	4. 消毒外阴 （1）将外阴消毒用物按操作顺序合理摆放。 （2）左手戴手套，夹消毒棉球消毒阴囊和阴茎（自根部向尿道口擦拭），接着左手用无菌纱布包住尿道口，自尿道口由内向外旋擦拭消毒，注意对包皮和冠状沟的消毒。每个棉球只用一次	8	消毒方法不对、顺序颠倒一次、棉球重用一次、消毒尿道口动作粗暴，各扣2分；其余有一处不符合要求，扣1分		
	5. 取无菌导尿包置于患者两腿之间，按无菌原则的要求打开导尿包的外、内层包布，按操作顺序整理无菌用物	2	有一处不符合要求，扣1分		
	6. 按需要将0.1%洗必泰溶液（或0.1%新洁尔灭溶液）倒于小杯内	2	有一处不符合要求，扣1分		
	7. 无菌区域的准备 （1）戴无菌手套。 （2）铺孔巾，使孔巾和导尿包内层形成一无菌区。 （3）用液状石蜡棉球润滑导尿管前端。 （4）检查尿管是否通畅	8	有一处不符合要求，扣2分		

表 2-2-3(续 1)

程序	规范项目	分值	评分标准	扣分	得分
操作流程(60 分)	8. 左手用无菌纱布包住阴茎并向上提起,使之与腹壁成 60°角,将包皮向后推,以露出尿道口。右手用血管钳或镊子夹消毒棉球,按顺序消毒尿道口和龟头。每个棉球只用一次	8	顺序颠倒一次,扣 2 分;有一处不符合要求,扣 2 分		
	9. 左手继续固定阴茎,嘱患者深呼吸同时用右手持另一血管钳夹导尿管对准尿道口轻轻插入尿道 20~22 cm,见尿液流出后再插入 2 cm 左右,固定(如因膀胱颈肌肉收缩而产生阻力时,可稍停片刻,嘱患者张口缓慢深呼吸,再徐徐插入导尿管,切忌暴力)	10	有一处不符合要求,扣 2 分		
	10. 如需要做尿培养,用试管接取中段尿 5 mL,盖好瓶盖。如为一次性导尿,导尿完毕后,拔除尿管,撤出孔巾,脱去手套,放入导尿包内	3	有一处不符合要求,扣 1 分		
	11. 如需留置导尿管应在插管时见尿液流出后再插入 1~2 cm,向水囊内注入 10~15 mL 的无菌生理盐水,轻拉导尿管有阻力感,确定尿管固定稳妥,接上无菌引流袋,并将其固定在床边	5	治疗碗内尿液满不倒、倒尿时不夹管或不反折、拔管时动作粗暴,扣 2 分;不询问患者感觉,扣 3 分;长期留置导尿管不接袋、不固定引流袋,各扣 2 分		
	12. 协助患者整理衣裤,取舒适体位,询问患者感受,整理床单位和用物,向患者致谢	2	未协助患者穿裤及取舒适体位、未整理床单位,各扣 1 分;清理用物,漏一件,扣 1 分;不向患者致谢,扣 2 分		
	13. 洗手	1	未洗手,扣 1 分		
	14. 记录	2	未记录,扣 2 分;记录不符合要求,每处扣 1 分		
操作后评价(15 分)	1. 按消毒技术规范要求分类处理使用后物品	3	有一处不符合要求,扣 1 分		

表 2-2-3(续 2)

程序	规范项目	分值	评分标准	扣分	得分
操作后评价(15 分)	2. 正确指导患者 (1)指导患者放松,在插管过程中协调配合,避免污染。 (2)指导患者在留置导尿管期间保证充足液体摄入量,预防发生感染和结石。 (3)告知患者在留置导尿管期间防止导尿管打折、弯曲、受压、脱出等情况发生,保证通畅。 (4)告知患者保持尿袋高度低于耻骨联合水平,防止逆行感染。 (5)指导长期留置导尿管的患者进行膀胱功能训练及骨盆底肌的锻炼,以增加控制排尿的能力	5	未指导,扣 5 分;指导不全,每少一处,扣 1 分		
	3. 语言通俗易懂,态度和蔼,沟通有效	2	态度、语言不符合要求,各扣 1 分;沟通无效,扣 2 分		
	4. 全过程动作熟练、规范,符合操作原则	5	有一处不符合要求,酌情扣 1~2 分		
回答问题(5 分)	1. 目的 (1)采集患者尿标本做细菌培养。 (2)为尿潴留患者引流尿液,减轻痛苦。 (3)用于患者术前膀胱减压以及下腹、盆腔器官手术中持续排空膀胱,避免术中误伤。 (4)在尿道损伤早期或手术后作为支架引流,经导尿管对膀胱进行药物灌注治疗。 (5)在患者昏迷、尿失禁或会阴部有损伤时,留置导尿管以保持局部干燥、清洁,避免尿液的刺激。 (6)在抢救休克或危重患者时,准确记录尿量、尿液相对密度,可为病情变化提供依据。 (7)为患者测量膀胱容量、压力及残余尿量,向膀胱注入造影剂或气体以协助诊断。 2. 注意事项 (1)在患者留置导尿管期间,要定时夹闭导尿管。 (2)尿潴留患者一次导出尿液不超过 1 000 mL,以防出现虚脱和血尿。 (3)导尿管拔除后,注意观察患者排尿的异常症状。 (4)在为男患者插导尿管时,若遇到阻力,特别是经尿道外口、膜部、尿道内口的狭窄处及耻骨前弯和下弯时,嘱患者缓慢深呼吸,慢慢插入导尿管	5	有一项内容回答不全或回答错误,扣 0.5 分		
合计		100			

（二）其他

以个人为单位考核，考核地点为医院或社区，考核内容为膀胱冲洗术（包括导尿术）的操作。在学生操作的过程中，判断学生的操作是否规范；是否严格执行了无菌操作及查对制度；是否能够准确识别和处理常见的膀胱冲洗（包括导尿过程中的）并发症；是否能够与患者进行有效沟通，减轻患者恐惧心理，缓解患者不适；是否能够按照消毒技术规范要求分类处理使用后物品等。同时，对学生的操作速度、熟练程度、操作过程中的操作力度是否适宜（避免对患者造成伤害）、应急处理能力等方面进行评价。准确率达到 85% 及以上为合格。

本课点旨在培养学生的职业素养、沟通技巧和人文关怀能力。

七、课后作业

1. 患者：李某，男性，60 岁，因前列腺增生术后需要进行膀胱冲洗。冲洗液为生理盐水，冲洗速度为 80 滴/min，冲洗液总量为 2 000 mL，从上午 10 时开始冲洗，其冲洗结束的时间应是什么时候？（需多方面分析问题并写出计算具体过程）

2. 患者：张某，55 岁，因泌尿系统感染进行膀胱冲洗。在冲洗过程中，患者出现下腹部疼痛、冲洗液引流不畅的情况。请问：患者可能发生了什么情况，如何处理？

八、知识拓展

膀胱造瘘术

膀胱造瘘术是一种在膀胱上建立一个通向体外的永久性或临时性通道的手术方法。对于一些不能经尿道正常排尿或需要长期膀胱引流的患者（如尿道狭窄、神经源性膀胱等），膀胱造瘘术是一种有效的治疗手段。

膀胱造瘘管的护理与膀胱冲洗和导尿管护理有相似之处，同样需要严格的无菌操作。此时，还需要定期更换造瘘管（一般根据不同材质和患者情况定期更换），保持造瘘口周围皮肤清洁干燥，防止感染。在进行膀胱冲洗时，也需要注意冲洗的速度、冲洗液的选择和用量等。

然而，膀胱造瘘术也有其特定的并发症，如造瘘口感染、膀胱结石、造瘘管堵塞或脱出等。医护人员需要密切观察患者的情况，一旦出现并发症，应及时采取相应的措施进行处理。例如，如果发生造瘘口感染，应加强局部消毒，使用合适的抗生素等。

总的来说，膀胱造瘘术是泌尿系统疾病治疗中的一种重要手段，但其使用和管理需要医护人员的专业知识和技能，同时也需要患者的积极配合。此外，患者也应注意可能出现的并发症。

课点 2.3　胸腔闭式引流

一、学习目标

(一)态度目标

1. 在胸腔闭式引流操作过程中能够正确、轻柔地操作,避免给患者造成不必要的伤害。
2. 能遵守胸腔闭式引流的相关法律法规和行业标准,树立严谨求实的工作态度。

(二)知识目标

1. 能正确解释胸腔闭式引流的原理。
2. 能准确识别胸腔闭式引流装置的组成部分及各部分的作用。
3. 能正确说明胸腔闭式引流的注意事项。
4. 能正确解释胸腔闭式引流过程中引流不畅的原因。
5. 能正确解释导致常见的胸腔闭式引流并发症的原因。
6. 能运用所学知识准确识别常见的胸腔闭式引流并发症。

(三)技能目标

1. 能用正确的方法排除胸腔闭式引流过程中出现的各种障碍。
2. 能全面、准确地为患者做好胸腔闭式引流前的各项准备工作。
3. 能根据具体案例,按照正确的流程和要求完成胸腔闭式引流的技术操作。

二、前置任务

扫码观看胸腔闭式引流操作相关视频,完成预习。

三、操作流程

(一)工作流程

操作前 ⇨

1.操作者
洗手、戴口罩，必要时戴手套。
2.环境
符合无菌要求，保护患者隐私。
3.用物
一次性胸腔引流瓶、无菌手套、胶布、无菌生理盐水、别针、橡皮管、玻璃接头、消毒液、无齿血管钳，必要时备换药物品。
4.患者体位
半坐卧位。

操作中

1.正确、紧密连接各管道。
2.在水封瓶内倒入无菌溶液至浸没长玻璃管3~4 cm。
3.观察水封瓶内水柱位置及波动情况。
4.挤压胸管，使胸管内引流液流入瓶内。
5.在衔接口下铺治疗巾，置于弯盘中。
6.以两把无齿血管钳对向夹紧胸管后分离接口。
7.由内向外消毒胸管接头处后连接新引流瓶。
8.检查连接是否牢固及正确。
9.松开血管钳，撤除弯盘及治疗巾。
10.嘱患者咳嗽或深呼吸，观察水柱波动情况。
11.固定引流管。

操作后

观察与记录：
1.患者的生命体征、主诉，尤其是呼吸情况。
2.水柱波动情况，引流液颜色、性状、量，切口敷料渗血液情况。

(二)相关知识点、技能点和态度点(表2-3-1)

表2-3-1　相关知识点、技能点和态度点

流程	内容
操作前	K:了解胸腔闭式引流的适应证。 K:了解胸腔闭式引流的注意事项。 A:严谨认真
操作中	K:掌握胸腔闭式引流的原理。 K:掌握胸腔闭式引流常用器械的种类及作用。 S:掌握胸腔闭式引流的注意事项。 S:掌握胸腔闭式引流过程中引流不畅的原因。 S:掌握导致常见的胸腔闭式引流并发症的原因。 S:能够识别常见的胸腔闭式引流并发症。 A:关爱患者
操作后	S:能够准确识别胸腔闭式引流患者的不良反应。 S:能够掌握正确计算胸腔闭式引流的速度和时间的方法。 S:能够按消毒技术规范要求分类处理使用后物品

四、教学内容

(一)常用引流部位

常用引流部位为胸腔。胸腔闭式引流主要针对胸腔内的积气、积液或积血进行引流。引流部位根据具体情况而定,通常气胸时多选择在锁骨中线第2肋间;胸腔积液或积血时,常选择在腋中线或腋后线第7~8肋间。这些部位的选择与胸腔的解剖结构有关,有助于充分引流胸腔内的异常物质,同时避免损伤重要器官。

(二)常用引流装置的作用

1. 胸腔闭式引流瓶

胸腔闭式引流瓶是胸腔闭式引流的核心装置。它包括水封瓶和收集瓶。水封瓶的作用是通过水封原理,防止外界空气进入胸腔,同时允许胸腔内的气体或液体排出。收集瓶用于收集从胸腔内引出的气体、液体或血液,便于观察引流量和性质。

2. 引流管

引流管连接胸腔和引流瓶,将胸腔内的物质引流至瓶内。引流管有一定的管径和长度要求,其材质通常具有良好的柔韧性和生物相容性,以减少对组织的刺激和损伤。

3. 固定装置

固定装置如胶布或专用固定带,用于固定引流管,防止引流管移位或脱出。正确的固定可以保证胸腔闭式引流的有效性和安全性。

(三)胸腔闭式引流的作用

1. 排出胸腔内的气体、液体或积血

当胸腔内出现气胸(如自发性气胸、外伤性气胸)时,胸腔闭式引流可将胸腔内的气体排出,使肺复张;对于胸腔积液(如胸膜炎引起的胸腔积液)或胸腔积血(如胸部外伤后的积血),胸腔闭式引流能够及时引出积液或积血,减轻胸腔内压力,改善呼吸功能。

2. 促进胸腔内感染灶的愈合

在发生胸腔内感染(如脓胸)时,胸腔闭式引流可以排出脓性分泌物,减少细菌滋生的环境,有利于控制感染,促进炎症的消退和胸腔内组织的修复。

3. 监测胸腔内情况

通过观察引流液的性质(如颜色、浑浊度、是否含有血液或脓性成分等)、量和引流速度等,可以了解胸腔内的病情变化,为进一步的诊断和治疗提供依据。

(四)胸腔闭式引流的操作要点

1. 患者准备

患者应取合适体位(如半卧位或侧卧位),以利于引流。对引流部位的皮肤进行清洁、消毒。

2. 插入深度

根据引流部位确定引流管插入胸腔的深度,一般插入深度为 4~6 cm(具体深度根据患者的体型和实际情况调整)。在插入过程中,要严格遵循无菌操作原则,动作轻柔,避免损伤肺组织或肋间血管、神经。

3. 连接引流装置

将引流管与胸腔闭式引流瓶正确连接,确保水封瓶内的水封高度合适(一般为 3~4 cm),以维持正常的水封压力。

五、注意事项

(1)严格执行无菌操作及查对制度,预防感染及差错事故的发生。无论是引流装置的准备、插入引流管还是后续的护理过程,都必须保持无菌操作。

(2)根据患者的病情需要合理安排胸腔闭式引流的时机、持续时间,并根据治疗原则,按急缓及患者的耐受情况合理调整引流速度。

(3)对需要长期留置胸腔闭式引流管的患者,要注意保护引流部位周围的皮肤,定期更换敷料(按规定时间间隔),避免因长期受压或被引流液浸湿而造成皮肤损伤和感染。

(4)在进行胸腔闭式引流前要检查引流装置是否完好,确保引流管通畅,无堵塞或破损。在胸腔闭式引流过程中要密切观察引流液的性质、量和引流速度等,如有异常应及时报告医生并处理。

(5)注意引流管的固定,防止引流管脱出。患者在翻身、活动时要小心,医护人员应给予必要的指导和协助。

(6)严格掌握胸腔闭式引流的压力调整方法。对心肺功能不全的患者,要特别注意引流速度和压力对其心肺功能的影响,避免引起不适或并发症。

六、学习产出

(一)技能考核评分标准

技能考核中,85 分及以上为合格(表 2-3-2)。

表 2-3-2　胸腔闭式引流护理评分标准

项目	操作要求	分值	扣分
物品准备	一次性胸腔闭式引流装置、止血钳、无菌生理盐水、治疗巾、弯盘、无菌纱布、消毒棉签、速干手消剂、医用垃圾桶、生活垃圾桶,必要时备换药物品	10	
操作前准备	1. 仪表端庄,着装整齐。 2. 洗手,核对医嘱。 3. 核对患者姓名、床号,向患者做自我介绍、解释操作目的,取得配合。 4. 评估患者的病情、引流情况、术区敷料情况。 5. 操作前洗手、戴口罩,将 500 mL 无菌生理盐水倒入水封瓶,连接好引流管,接头处用无菌纱布保护	25	

表 2-3-2(续)

项目	操作要求	分值	扣分
操作步骤	1. 带用物到床前,再次核对相关信息,向患者解释操作的目的。协助患者取半卧位,并协助其叩背咳嗽,挤压引流管。 2. 铺治疗巾,将弯盘放在治疗巾上。 3. 用两把止血钳夹住胸腔引流管,消毒,将胸管与连接管从连接处分开。 4. 再次消毒胸腔引流管。 5. 连接胸腔引流管与水封瓶长管。 6. 妥善固定水封瓶。 7. 松开止血钳。 8. 嘱患者咳嗽,并挤压胸管,有助于排出闭管时胸腔内的积液、积气。 9. 观察水封瓶内水柱波动情况。 10. 整理床单位和用物,洗手,记录	55	
整体评分标准	1. 操作熟练、正确、轻稳。 2. 关爱患者,及时了解患者的感受	10	
总分		100	

(二)其他

以个人为单位考核,考核地点为医院或社区,考核内容为胸腔闭式引流的操作。在学生操作的过程中,判断学生的操作是否规范;是否严格执行了无菌操作及查对制度;是否能够准确识别和处理常见的胸腔闭式引流并发症;是否能够与患者进行有效沟通,减轻患者恐惧心理,缓解患者不适;是否能够按照消毒技术规范要求分类处理使用后物品等。同时,对学生的操作速度、熟练程度、操作过程中的操作力度是否适宜(避免对患者造成伤害)、应急处理能力等方面进行评价。准确率达到 85%及以上为合格。

本课点旨在培养学生的职业素养、沟通技巧和人文关怀能力。

七、课后作业

1. 患者:李某,男性,35 岁,因右侧外伤性气胸入院,现需进行胸腔闭式引流治疗。从上午 10 时开始引流,前 2 h 引流量为 300 mL 气体,按照这个引流速度,预计 24 h 的引流量是多少?(需多方面分析问题并写出计算具体过程)

2. 患者:张某,40 岁,因脓胸接受胸腔闭式引流治疗。在引流过程中,患者出现引流不畅、引流液突然减少,同时伴有胸痛、呼吸困难加重的情况。请问:患者可能发生了什么情况,如何处理?

八、知识拓展

胸腔镜辅助下胸腔闭式引流术

胸腔镜辅助下胸腔闭式引流术是一种在胸腔镜技术辅助下进行的胸腔闭式引流方法。医护人员利用胸腔镜可以更直观地观察到患者胸腔内的情况,如肺部损伤的程度、胸腔内粘连情况等,有助于更准确地放置引流管,提高引流效果。

胸腔镜辅助下胸腔闭式引流术需要特殊的设备和技术培训。在操作过程中,虽然能够更精准地进行引流操作,但也存在一些潜在风险,如胸腔镜操作过程中的器械损伤、与传统胸腔闭式引流术不同的并发症(如因胸腔镜操作而引起的皮下气肿等)。医护人员需要熟悉这些风险,并在操作前与患者进行充分沟通。

总的来说,胸腔镜辅助下胸腔闭式引流术是一种在特定情况下更具优势的胸腔闭式引流方法,但其使用和管理需要医护人员具备更高的专业知识和技能,也需要患者的积极配合。此外,患者应注意可能出现的并发症。

课点2.4　会阴擦洗

一、学习目标

(一)态度目标

1. 培养尊重、关心患者的职业素养。
2. 提高临床综合思维能力和人文关怀能力。

(二)知识目标

1. 掌握会阴擦洗的定义、目的和适应证。
2. 熟悉会阴擦洗的用物准备和擦洗溶液的选择。

(三)技能目标

1. 能够正确进行会阴擦洗的操作,包括患者体位、擦洗顺序、注意事项等。
2. 能够识别和处理擦洗过程中的异常情况。

二、前置任务

扫码观看操作相关视频,完成预习。

三、操作流程

（一）工作流程

操作前	1.操作准备 (1)按规定着装，洗手、戴口罩。 (2)检查会阴冲洗包的有效期，铺会阴冲洗盘。 (3)准备消毒大棉签、碘伏、医嘱卡、洗手液。 2.解释评估 (1)查对床头号、姓名。 (2)解释操作目的，取得合作。 (3)关闭门窗，调节室温，以屏风遮挡患者。
操作中	1.摆体位 (1)患者仰卧，脱左侧裤腿盖于右腿上，加盖浴巾。 (2)以棉被盖左腿及胸腹部，双腿屈膝外展，暴露外阴。 (3)臀下置垫巾何便器，将弯盘放两膝之间放置污物。 2.左手提冲洗壶，倒少许水于阴阜，询问水温是否合适。 3.右手持卵圆钳夹棉球，分开小阴唇，冲洗尿道口并轻轻擦拭至肛门。 4.依次冲洗病擦拭左右小阴唇、大阴唇，由上至下、由内至外，每擦洗一个部位更换一个棉球，次数以清洁为标准。
操作后	1.撤出弯盘，取出便器、垫巾，取下浴巾。 2.整理衣裤及床单位。撤屏风。开窗户，嘱患者休息。 3.洗手，查对床头卡，记录执行时间

（二）相关知识点、技能点和态度点（表 2-4-1）

表 2-4-1　相关知识点、技能点和态度点

流程	内容
操作前	K：了解会阴擦洗的适应证。 K：了解会阴擦洗的禁忌证。 S：能够全面、准确地为患者做好会阴擦洗前的各项准备工作。 A：严谨求实
操作中	K：掌握会阴擦洗溶液选择的方法。 K：掌握会阴擦洗的目的。 S：掌握会阴擦洗的操作方法与流程，准确为患者进行会阴擦洗。 S：能够根据具体的案例，按照正确的流程和要求完成会阴擦洗的技术操作。 S：能够正确完成操作流程。 A：关爱患者，保护患者隐私
操作后	K：掌握会阴擦洗操作的注意事项。 K：记住物品分类知识。 S：在会阴擦洗中能够与患者进行有效沟通，缓解患者不适。 S：能够按消毒技术规范要求分类处理使用后物品。 A：关爱患者

四、教学内容

(一)常用擦洗部位

1. 阴阜

(1)位置与结构

阴阜位于耻骨联合前方,由脂肪组织构成的柔软隆起。

(2)特征

青春期后,阴阜皮肤表面生长阴毛,呈倒三角形分布。阴毛的疏密程度、颜色因种族和个体差异而不同。

2. 大阴唇

(1)位置与范围

大阴唇为两股内侧一对纵向皮肤皱襞,上起阴阜,下至会阴。

(2)结构特点

①前后联合:前端交汇为大阴唇前联合,后端形成阴唇后联合。

②皮肤差异:外侧面有色素沉着和阴毛,含皮脂腺、汗腺;内侧面湿润似黏膜。

③皮下组织:富含血管、淋巴和神经,受伤易出血形成血肿。

3. 小阴唇

(1)位置

小阴唇为大阴唇内侧一对薄而柔软的皮肤皱襞。

(2)形态与功能

①前端分叶:包裹阴蒂,前叶形成阴蒂包皮,后叶形成阴蒂系带。

②后端汇合:与大阴唇后端相连,中线处形成阴唇系带。

(4)特点

小阴唇表面湿润无毛,神经末梢密集,敏感度高。

4. 阴蒂

阴蒂由海绵体构成,可勃起,分为头、体、脚 3 部分。其中,阴蒂头为外露部分,神经末梢丰富,为高度敏感区域。

5. 阴道前庭

(1)位置与范围

阴道前庭为两侧小阴唇间的菱形区域,前至阴蒂,后达阴唇系带。

(2)结构

①前庭球(球海绵体)

位置:前庭两侧皮下。

组成:勃起性静脉丛,表面覆有球海绵体肌。

②前庭大腺

位置:大阴唇后部,左右各一,黄豆大小。

功能:性兴奋时可分泌黏液润滑阴道口。

潜在风险:腺管堵塞可形成囊肿;感染可能导致脓肿。

③尿道外口

位置:阴蒂头后下方,呈收缩状圆形开口。

潜在风险:后壁有尿道旁腺,易潜伏细菌引发感染。

④阴道口

位置:尿道外口后方,边缘覆有处女膜。

⑤舟状窝

阴道口与阴唇系带间的浅窝,经产妇分娩后通常消失。

(二)常用擦洗溶液

1. 复方黄柏洗液

复方黄柏洗液的主要成分为黄柏、苦参等中药。其作用为清热解毒、消肿祛腐、消炎止痒。其适用于阴道炎、外阴炎等引起的瘙痒、不适等症状的辅助治疗。

2. 妇炎洁洗液

妇炎洁洗液的主要成分为苦参、百部、蛇床子等药材。其作用为清洁杀菌,抑制金黄色葡萄球菌等的繁殖。其适用于霉菌性阴道炎、滴虫性阴道炎、细菌性阴道炎等的辅助治疗。

3. 洁尔阴洗液

洁尔阴洗液的主要成分为蛇床子、艾叶、独活、石菖蒲等。其作用为抗菌、抗炎、抗过敏。其适用于妇科炎症性疾病引起的瘙痒、红肿等不适症状的缓解,也适用于滴虫性及非特异性阴道炎等的辅助治疗。

4. 百安洗液

百安洗液的主要成分为黄柏、苦参、大叶桉叶、蒲公英等。其作用为燥湿止带,改善会阴处灼热感。其可辅助改善外阴位置出现的异味、白带增多等症状。

5. 生理盐水

生理盐水是最基本、最温和、最安全的洗液。其无添加药物成分,符合人体生理环境,不会对阴道产生刺激。

6. 高锰酸钾溶液

高锰酸钾溶液的作用为抗菌、消炎,可预防和治疗生殖器官感染,如阴道炎、宫颈炎等。

7. 洁阴康洗液

洁阴康洗液的主要成分为黄柏、千里光、苦参、百部、丁香罗勒油、薄荷脑、冰片等。其作用为清热解毒、燥湿止带、杀虫止痒。其可用于缓解阴部瘙痒或痒痛、带下量多等症状,适用于念珠菌阴道炎、滴虫阴道炎、细菌性阴道炎等疾病的辅助治疗。

8. 酸碱平衡型妇科洗液

酸碱平衡型妇科洗液可维持阴道部位的自然 pH 值,帮助维持健康的细菌群落,预防感染。

五、注意事项

(1)应注意观察会阴部及会阴伤口周围组织有无红肿、分泌物及其性质和伤口愈合情况,发现异常应及时记录并向医师汇报。

(2)产后及会阴部手术的患者,每次排便后均应擦洗会阴,预防感染。

(3)对有留置导尿管者,应注意导尿管是否通畅,避免脱落或打结。

(4)注意无菌操作,最后擦洗有伤口感染的患者,以避免交叉感染。每次擦洗前后,护士均需洗净双手。

六、学习产出

(一)技能考核评分标准

技能考核中,85 分以上为合格(表 2-4-2)。

表 2-4-2　会阴擦洗/冲洗操作流程和评分标准

项目	技术操作要求	分值	得分
操作前准备(10 分)	护士准备:衣帽整洁,修剪指甲	2	
	用物准备: 1. 橡胶单、中单各 1 块或一次性垫巾 1 块,一次性手套 1 副。 2. 会阴擦洗盘 1 个,盘内放置消毒碗盘 2 个,无菌镊子或卵圆钳 2 把,浸有 0.02%~0.05%聚维酮碘(碘伏)溶液或 1∶5 000 高锰酸钾溶液的棉球若干个,无菌干纱布 2 块。若行会阴冲洗,则应准备内盛 500 mL 消毒液[如 0.02%聚维酮碘(碘伏)溶液,1∶5 000 高锰酸钾溶液或 0.1%苯扎溴铵溶液等]的冲洗壶 1 个,消毒干棉球若干,水温计 1 支,便盆 1 个	8	
评估(10 分)	1. 患者病情。 2. 患者会阴部卫生、皮肤情况,有无留置导尿管。 3. 患者配合程度	8	
	环境:温度、光线适宜,有利于保护患者隐私	2	
操作程序(60 分)	1. 核对患者的床号、姓名,评估患者会阴情况,并向其说明会阴擦洗/冲洗的目的、方法,以取得患者的理解和配合。注意请房内多余人员暂时回避,以减轻患者的心理负担。 2. 嘱患者排空膀胱,脱下一条裤腿。协助患者取屈膝仰卧位,双腿略外展,暴露外阴,给患者臀下垫橡胶单、中单或一次性垫巾。若行会阴部冲洗,应将便盆放于中单或一次性垫巾上。注意为患者保暖,可用屏风遮挡。 3. 操作者将会阴擦洗盘放至床边,戴一次性手套,将一个消毒弯盘置于患者会阴部。用一把无菌镊子或卵圆钳夹取干净的药液棉球,再用另一把镊子或卵圆钳夹住棉球进行擦洗,一般擦洗 3 遍。第一遍要求由外向内、自上而下、先对侧后近侧,按照阴阜→大腿内侧上 1/3→大阴唇→小阴唇→会阴体→肛门的顺序擦洗,初步擦净污垢、分泌物和血迹等。第二遍擦洗的要求为由内向外(以伤口为中心)、自上而下、先对侧后近侧,按小阴唇→大阴唇→阴阜→大腿内 1/3→会阴体→肛门的顺序擦洗。每擦洗一个部位更换一个棉球,以防止伤口、尿道口、阴道口被污染。第三遍的擦洗顺序同第二遍。擦洗时均应注意最后擦洗肛门。对会阴有伤口者,需更换棉球,单独擦洗会阴伤口。必要时,可根据患者的情况增加擦洗的次数,直至擦净,最后用干纱布擦干。 4. 若行会阴部冲洗,护士应一手持盛有消毒液的冲洗壶,另一手持镊子或卵圆钳夹住消毒棉球,一边冲刷一边擦洗,顺序同会阴擦洗。冲洗完毕后撤去便盆。 5. 操作结束后撤去橡胶单、中单或一次性垫巾,协助患者整理衣裤及床单位。 6. 洗手,记录	60	

表 2-4-2(续)

项目	技术操作要求	分值	得分
提问（20 分）	1. 目的;2. 评估内容;3. 指导内容;4. 注意事项	20	
总分		100	

注:0.02%~0.05%聚维酮碘(碘伏溶液)、0.1%苯扎溴铵溶液中的百分数均为质量分数。1∶5 000 高锰酸钾溶液中的比例为质量比。

(二)其他

以个人为单位考核,考核地点为医院或社区,考核内容为会阴擦洗的操作。在学生操作的过程中,判断学生的操作是否规范;是否严格执行了无菌操作及查对制度;是否能够准选择会阴擦洗溶液;是否能够与患者进行有效沟通,缓解患者不适;是否能够按照消毒技术规范要求分类处理使用后物品等。同时,对学生的操作速度、熟练程度、操作过程中的安全意识和应急处理能力等方面进行评价。准确率达到 85%及以上为合格。

本课点旨在培养学生的职业素养、沟通技巧和人文关怀能力。

七、课后作业

1. 患者:徐某,女,26 岁,剖宫产后 1 天,遵医嘱予以会阴擦洗每天两次。请问:在进行会阴擦洗时有何注意事项?

2. 患者:王某,子宫切除术后予以留置导尿管。请问:应如何为其进行会阴擦洗?

八、知识拓展

流水冲洗技术

流水冲洗技术是一种创新的会阴清洁方式,相比于传统的擦洗方法,它采用流动的温水直接冲洗会阴区域。这种方式能够更彻底地清洁污垢和分泌物,同时减少对皮肤的摩擦和刺激,提高患者的舒适度。

流水冲洗技术特别适用于需要长期卧床的重症患者,如重症监护室(intensive care unit, ICU)内的患者。由于这些患者病情严重、活动受限,以及可能存在多种并发症,因此其日常的护理工作变得尤为复杂和重要。流水冲洗作为一项关键护理措施,能够有效降低导尿管相关尿路感染、失禁性皮炎、压力性损伤等并发症的发生率。

随着医疗技术的不断进步和患者需求的不断提高,会阴擦洗护理也开始向个性化方向发展。护理人员会根据患者的具体情况(如年龄、性别、病情、文化背景等)制定个性化的护理方案。例如,对于老年患者或皮肤敏感的患者,可能会采用更加温和的擦洗方式和消毒液;对于需要长期卧床的患者,可能会更加注重擦洗后的皮肤保湿和防压疮护理等。

综上所述,会阴擦洗新技术如流水冲洗技术的应用,以及个性化护理方案的制定,不仅提高了护理质量和患者舒适度,还有效降低了并发症的发生率。

课点 2.5 四步触诊法

一、学习目标

(一)态度目标

1. 培养严谨的工作态度。在进行四步触诊时,学生应保持高度的责任心和严谨的工作态度,确保检查结果的准确性。

2. 注重患者体验。在操作过程中,学生应尊重患者的感受,尽量减轻患者的疼痛和不适,提高患者的满意度。

(二)知识目标

1. 能够明确四步触诊法的定义、目的及其在产前检查中的重要性。

2. 能够掌握胎儿大小、胎方位、胎先露、胎先露是否衔接及子宫大小与孕周的关系等基础知识。

3. 能够通过触诊初步估计羊水量的多少,以判断胎儿在子宫内的环境是否适宜。

(三)技能目标

1. 能够按照规范的操作流程进行四步触诊,掌握正确的触诊手法、触诊部位和触诊力度等。

2. 能够通过触诊准确判断胎儿的大小、胎方位、胎先露是否衔接及羊水量等信息,为产前诊断提供可靠依据。

3. 在触诊过程中,如发现胎儿状况异常(如胎位不正、羊水过多或过少等),能够及时报告并采取相应的处理措施。

二、前置任务

扫码观看操作相关视频,完成预习。

三、操作流程

（一）工作流程

流程	内容
操作前	1.护士按规定着装，洗手，温暖双手。 2.用物准备。 3.评估妊娠周数是否达到24周以上。 4.向孕妇介绍操作目的。 5.评估孕妇的腹部皮肤和膀胱情况。 6.环境安静，室温为22~26 ℃。
操作中	1.将用物携至床边，核对床号，姓名。到病房后关闭门窗，遮挡屏风，温暖双手。 2.协助孕妇摆体位 取仰卧位，协助孕妇解松裤带，暴露腹部，双腿略屈外展，腹肌放松。 3.望诊 观察腹部形状及大小，有无妊娠纹及疤痕. 4.触诊 (1)站在孕妇的右侧，将双手置于子宫底部，了解子宫外形并摸清子宫底高度，估计胎儿大小与妊娠周数是否相符，然后以两手指腹相对交替轻推，判断子宫底部的胎儿部分，圆而硬且有浮球感的为胎头，宽而软且形状略不规则的为胎臀。 (2)将双手分别置于孕妇腹部左右侧，一手固定，另一手轻轻深按检查，两手交替，仔细分辨胎背及胎儿四肢的位置。 (3)将右手置于孕妇耻骨联合上方，拇指与其余四指分开，握住胎先露部，进一步查清是胎头或是臀部，左右推动以确定其是否衔接。 (4)检查者面对孕妇足部，将双手分别置于胎先露的两侧，自骨盆入口方向向下深按，再次核对胎先露的诊断是否正确，并确定先露部。
操作后	1.洗手后及时记录：胎先露、胎方位情况，胎先露是否衔接，子宫大小是否与孕周相符，签名。 2.协助孕妇整理裤子及离开检查床。

（二）相关知识点、技能点和态度点（表2-5-1）

表2-5-1　相关知识点、技能点和态度点

流程	内容
操作前	K：了解四步触诊法的适应证。 K：了解四步触诊法的禁忌证。 S：能够全面、准确地为孕妇做好四步触诊法前的各项准备工作。 A：严谨求实
操作中	K：掌握四步触诊法的操作顺序及方法。 K：掌握四步触诊法的目的。 S：能用正确的方法评估胎儿的情况。 S：能够根据具体的案例，按照正确的流程和要求完成四步触诊法的技术操作。 A：关爱患者，保护患者隐私

表 2-5-1(续)

流程	内容
操作后	K:掌握四步触诊法操作的注意事项。 S:能够准确识别胎儿在宫内的情况。 S:在四步触诊过程中能够与患者进行有效沟通,缓解患者不适。 S:能够按消毒技术规范要求分类处理使用后物品。 A:关爱患者

四、教学内容

1. 不同妊娠周数的子宫底高度及子宫长度(表 2-5-2)

表 2-5-2　不同妊娠周数的子宫底高度及子宫长度

妊娠周数	妊娠月份	手测子宫底高度	尺测耻上子宫长度
满 12 周	3 个月末	耻骨联合上 2~3 横指	
满 16 周	4 个月末	脐耻之间	
满 20 周	5 个月末	脐下 1 横指	18(15.3~21.4)cm
满 24 周	6 个月末	脐上 1 横指	24(22.0~25.1)cm
满 28 周	7 个月末	脐上 3 横指	26(22.4~29.0)cm
满 32 周	8 个月末	脐与剑突之间	29(25.3~32.0)cm
满 36 周	9 个月末	剑突下 2 横指	32(29.8~34.5)cm
满 40 周	10 个月末	脐与剑突之间或略高	33(30.0~35.3)cm

2. 胎动

胎动是指胎儿在子宫内的躯体活动。孕妇通常在妊娠 18~20 周时开始感受到胎动,经产妇感受到胎动的时间通常早于初产妇。随着妊娠的进展,胎动逐渐增强,至妊娠 32~34 周达到高峰,在妊娠 38 周后逐渐减少。胎动在夜间和下午较为活跃,而在胎儿睡眠周期(持续 20~40 min)内会暂时消失。在妊娠 28 周后,胎动次数通常每两小时大于或等于 10 次。对于腹壁较薄且松弛的孕妇,胎动有时可以通过腹壁观察到。

3. 胎心音

在妊娠 12 周时,可通过多普勒胎心听诊仪经孕妇腹壁探测到胎心音;在妊娠 18~20 周时,使用普通听诊仪也能听到胎心音。胎心音呈双音,第一音与第二音相近,类似于钟表的“嘀嗒”声,速度较快,正常值为 110~160 次/min。在听胎心音时,需注意其与子宫杂音、腹主动脉音及脐带杂音的区分。

4. 触诊

在妊娠 20 周时,可通过腹壁触及子宫内的胎体;在妊娠 24 周时,通过四步触诊法可以区分胎头、胎臀、胎背及胎儿四肢,初步判断胎产式、胎先露和胎方位。胎头圆而硬,胎臀宽而软，胎背宽而平坦，胎儿四肢小且有不规则活动。若为头先露，用手经阴道轻触胎头并轻推，可感受到胎儿的浮动和回弹，称为浮球感。

5. 胎产式

胎产式是指胎儿身体纵轴与母体身体纵轴之间的关系。两轴平行称为纵产式，占足月分娩总数的 99.75%；两轴垂直称为横产式，仅占足月分娩总数的 0.25%；两轴交叉称为斜产式，通常是暂时性的，在分娩过程中多转为纵产式，少数可能转为横产式。

6. 胎先露

胎先露是指最先进入骨盆入口的胎儿部分。纵产式包括头先露和臀先露，横产式则为肩先露。

五、注意事项

1. 清洁外阴

孕妇在进行四步触诊前，应先清洗外阴部位，以降低感染的风险。

2. 排空尿液

检查前，孕妇应排空尿液，以免膀胱充盈影响检查结果。

3. 穿着舒适

孕妇应穿着宽松、舒适的衣服，便于检查时露出腹部。

4. 心理准备

孕妇应放松心情，避免过度紧张。孕妇可以了解四步触诊法的目的和过程，以减轻紧张情绪。

5. 体位正确

孕妇应仰卧在检查床上，腹部外露，双腿微微弯曲伸展，腹部肌肉放松。

6. 观察症状

孕妇在检查完后，应观察是否有不适症状，如腹痛、阴道流血等，如有异常应及时告知医生。

六、学习产出

（一）技能考核评分标准

技能考核中，85 分及以上为合格（表 2-5-3）。

表 2-5-3　四步触诊法操作评分标准

项目	技术操作要求	分值	得分
实训目的（口述）	1. 检查胎产式、胎先露、胎方位。 2. 检查胎先露是否衔接。 3. 估计胎儿大小	10	
操作前准备	仪表端庄、服装整洁、洗手	5	

表 2-5-3(续)

项目	技术操作要求	分值	得分
操作程序	1. 核对孕妇姓名、床号。 2. 注意保护孕妇隐私(用屏风遮挡或拉窗帘);注意为孕妇保暖。 3. 操作前嘱孕妇排空膀胱后仰卧,两腿屈曲略分开。 4. 检查者位于孕妇右侧,面向孕妇	20	
	5. 第一步:确定宫底胎儿部分。 检查者面向孕妇头端,将双手置于子宫底部以了解子宫外形并摸清子宫底高度,估计胎儿大小与妊娠周数是否相符。然后以两手指腹相对交替轻推,判断宫底部的胎儿部分,若为胎头则硬而圆且有浮球感;若为胎臀则宽而软且形状略不规则	10	
	6. 第二步:确定子宫两侧的胎背及胎儿肢体。 检查者将双手分别置于腹部左右侧,一手固定,另一手轻轻深按检查,两手交替。触到平坦饱满部分为胎背,并确定胎背向前、向侧方或向后;触到可变形的高低部分为胎儿肢体,有时会感到胎儿肢体在活动	10	
	7. 第三步:确定胎儿先露部及衔接情况。 检查者将右手置于耻骨联合上方,拇指与其余四指分开,握住胎先露部,进一步查清是胎头还是胎臀,左右推动以确定其是否衔接。若胎先露部仍高浮,表示尚未入盆。若已衔接,则先露部不能被推动	10	
	8. 第四步:确定胎先露衔接程度。 检查者面向孕妇足部,将双手分别置于胎先露的两侧,沿骨盆入口方向向下深按,再次判断胎先露为何部,并确定胎先露衔接程度	15	
	9. 记录检查结果,向孕妇交代检查情况	5	
人文关怀	关心爱护孕妇,注意保护其隐私和为其保暖	5	
操作质量	操作熟练,有条不紊	5	
注意事项	1. 动作轻柔,检查前温暖双手。 2. 孕妇体位选择合适	5	
总分		100	

(二)其他

以个人为单位考核,考核地点为医院或社区,考核内容为四步触诊法的操作。在学生操作的过程中,判断学生的操作是否规范;是否严格执行了无菌操作及查对制度;是否能够准确识别胎儿在宫内的情况和处理常见的触诊时的不良反应;是否能够与患者进行有效沟通,关爱患者等。同时,对学生的操作速度、熟练程度、操作过程中的安全意识和应急处理能力等方面进行评价。准确率达到 85%及以上为合格。

本课点旨在培养学生的职业素养、沟通技巧和人文关怀能力。

七、课后作业

1. 王女士,29 岁,孕 32 周,于今日进行产检。请问在四步触诊前,应如何为患者进行健康宣教?

2. 李女士,36 岁,孕 36 周,B 超检查显示羊水过少,于今日进行产检。请问在四步触诊操作时有何注意事项?

八、知识拓展

产前检查技术

(一)非侵入性筛查

非侵入性产前筛查技术是当前产前检查领域的重要技术之一,通过检测孕妇外周血中的特定标志物,实现对胎儿健康状况的评估,无须侵入性操作,降低了孕妇和胎儿的风险。其技术亮点为:无创产前筛查(noninvasive prenatal testing,NIPT)通过分析孕妇血液中的胎儿游离 DNA 片段,能够筛查出多种染色体异常疾病,如唐氏综合征、爱德华氏综合征等,准确率高达 99%以上。血清学筛查通过检测孕妇血液中的特定生化指标,结合孕妇的年龄、体重、孕周等信息,可评估胎儿患特定疾病的风险。近年来,随着技术的进步,血清学筛查的准确性不断提高,覆盖面不断扩大。

(二)超声波技术

产前超声检查作为非侵入性影像学检查技术,在产前检查中发挥着至关重要的作用。它通过超声波扫描,可实时观察胎儿在子宫内的生长发育情况,评估胎儿的健康状态。如高清超声技术,随着超声成像技术的不断发展,其图像质量显著提高,能够更清晰地显示胎儿各部位的结构和细节,提高诊断准确性。又如三维/四维超声技术,在二维超声的基础上,其能够提供更直观的胎儿立体图像,有助于医生更好地理解和评估胎儿的生长发育情况。

(三)基因测序

基因测序技术通过直接分析胎儿的遗传信息,可实现对遗传性疾病的精准筛查和诊断。这一技术的快速发展为产前检查带来了革命性的变化。染色体非整倍体检测利用高通量测序技术,可检测胎儿染色体是否存在非整倍体异常,进而可筛查出多种染色体异常疾病,如唐氏综合征等。基因微缺失/微重复检测技术通过基因测序技术,可识别胎儿基因组中的微小缺失或重复区域,为遗传性疾病的精准诊断提供依据。

(四)微阵列芯片

微阵列芯片技术是一种高通量、高精度的基因检测技术,在产前检查中广泛应用于遗传性疾病的筛查和诊断。高通量是指能够同时检测成千上万个基因或染色体区域,可提高筛查效率和准确性。高灵敏度是指能够发现传统方法难以检测到的微小遗传变异。

(五)聚合酶链式反应及衍生技术

聚合酶链式反应(polymerase chain reaction,PCR)及其衍生技术,如实时荧光(real time fluorogenic)定量 PCR(quantitative PCR,qPCR)、数字 PCR(digital PCR,dPCR)等,在产前检查中发挥着重要作用。这些技术通过扩增特定的 DNA 片段,可实现对目标基因的定量检测。应用实例:感染性疾病筛查,通过 PCR 技术检测孕妇体内的病原体 DNA 或 RNA,实现对感染性疾病的快速筛查;基因表达分析,在产前检查中,利用 qPCR 技术检测胎儿相关基因的表达水平,以评估胎儿的生长发育状况。

(六)分子诊断

分子诊断技术是基于分子生物学原理的诊断方法,能够在分子水平上检测和分析生物标志物,为产前检查提供精准的诊断信息。液态活检通过分析孕妇血液中的胎儿游离 DNA 或 RNA 片段,可实现对胎儿健康状况的实时监测。

(七)单细胞测序

随着单细胞测序技术的发展,未来有望在单细胞水平上对胎儿进行精准的遗传学分析。

(八)远程与智能诊断

随着远程医疗和人工智能技术的快速发展,远程的产前检查与智能诊断成为可能。这一技术趋势将极大地提升产前检查的便捷性和准确性。远程超声检查利用远程医疗技术可实现让孕妇在家或社区医院进行超声检查,并由远程专家进行实时诊断。结合人工智能算法和大数据分析技术开发的智能诊断系统,可对产前检查数据进行自动分析和诊断,提高了诊断的效率和准确性。

综上所述,产前检查技术正处于快速发展阶段,非侵入性筛查、超声波技术、基因测序、微阵列芯片、PCR 及衍生技术、分子诊断以及远程与智能诊断等前沿技术的应用,将为母婴健康提供更加全面、精准和便捷的保障。

课点 2.6　婴儿抚触

一、学习目标

(一)态度目标

培养学生关爱儿童的道德情操。

(二)知识目标

1. 熟悉婴儿抚触的操作步骤。
2. 掌握婴儿抚触的操作流程。

(三)技能目标

运用婴儿抚触技术,促进婴儿饮食吸收和激素的分泌,达到增加体重、缓解婴儿气胀、结实肌肉的目的。

二、前置任务

扫码观看操作相关视频,完成预习。

三、操作流程

(一)工作流程

操作前	准备	1.保持适宜的房间温度(25 ℃左右)和抚触时间(15 min左右),确保婴儿舒适及不受干扰。 2.采用舒适的体位,选择安静、清洁的房间及抚触平台,放一些柔和的音乐做背景。 3.选择适当的时候进行抚触。婴儿不宜太饱或太饿,抚触最好在婴儿沐浴后进行。 4.在抚触前准备好毛巾、尿布、替换的衣物,先倒一些婴儿润肤油于掌心,并相互揉搓使双手温暖。
操作中	传统法	头部→面部→胸部→腹部→上肢→下肢→背部
	面部抚触	1.额头 将双手拇指放在婴儿前额眉间上方,用指腹从额头轻柔向外平推至太阳穴,划出一个微笑状。在眉头、眼窝、人中、下巴处同样用双手拇指往外推压,划出一个微笑状。 2.鼻部 将双手拇指竖放在鼻的两侧,向下滑动至鼻翼上,然后转向两侧颧骨。 3.下颌部 将拇指从婴儿下巴处沿着脸的轮廓往外推压,至耳垂处停止。边抚触边念:“小脸蛋,真可爱,阿姨摸摸更好看。” 4.扯摸耳垂 用拇指和食指轻轻按压耳朵,从最上面按到耳垂处,反复向下轻轻拉扯,然后不断揉捏。边抚触边念:“小耳朵,拉一拉,阿姨说话宝宝乐”。
	头部抚触	1.一只手托头,另一只手示指、中指、无名指指腹从前额中央发际向后发际抚触。 2.经枕骨粗隆绕至耳后乳突处轻压,反复动作。换手抚触另半头。 3.双手抚触婴儿的头部,由前发际开始至后发际,重复动作至耳后。

操作中

胸部抚触

1.将双手放在婴儿的两侧肋缘，用右手向上滑向婴儿右肩，复原。
2.换左手上滑到婴儿左肩，复原，重复第1步和第2步4~6次。
3.边抚触边念："摸摸胸口，真勇敢，宝宝长大最能干！"

腹部抚触

1.放平手掌，沿顺时针方向画圈抚摸婴儿的腹部。
2.注意动作要特别轻柔，不能离肚脐太近。
3.边抚触边念："小肚皮，软绵绵，宝宝笑得甜又甜。"

手臂抚触

1.轻轻挤捏婴儿的手臂，从上臂到手腕，先左后右，反复3~4次。
2.边抚触边念："捏捏宝宝小手臂，宝宝长大有力气。"
3.手臂伸展，把婴儿两臂左右分开，掌心向上，边抚触边念："伸伸小胳膊，宝宝灵巧又活泼。"

手部抚触

1.用手指画小圈按摩婴儿的手腕。用拇指抚摸婴儿的手掌，使他的小手张开。
2.让婴儿抓住拇指，用其他四根手指按摩婴儿的手背。
3.一只手托住婴儿，另一只手的拇指和示指轻轻捏住婴儿的手指，从小指开始依次转动、拉伸每个手指。边抚触边念："动一动，握一握，宝宝小手真灵活。"

腿部抚触

1.用拇指、示指和中指轻轻揉捏婴儿大腿的肌肉，从膝盖处一直按摩到尾椎末端。
2.用一只手握住婴儿的脚后跟，另一只手拇指朝外握住婴儿的小腿。沿膝盖向下捏压、滑动至脚踝。
3.边抚触边念："宝宝会跑又会跳，爸爸妈妈乐陶陶。"

脚掌抚触

1.一只手托住婴儿的脚后跟，另一只手四指聚拢在婴儿的脚背上，用拇指指肚轻揉脚底，从脚尖抚摸到脚跟，反复3~4次。
2.边抚触边念："阿姨给你揉揉脚，宝宝健康身体好。"

背部抚触

1.将双手拇指平放在婴儿脊椎两侧，其他手指并在一起扶住婴儿身体，拇指指腹分别由中央向两侧轻轻抚摸，从肩部移至尾椎，反复4~6次。
2.五指并拢，将掌根到手指作为一个整体横放在婴儿背部，手背稍微拱起，力度均匀地交替从婴儿脖颈抚至臀部，反复4~6次。
3.边抚触边念："阿姨给你拍拍背，宝宝背直不怕累。"

操作后

整理用物
1.整理婴儿包被。
2.按要求摆放物品。

(二)相关知识点、技能点和态度点(表 2-6-1)

表 2-6-1　相关知识点、技能点和态度点

流程	内容
操作前	K:了解婴儿抚触的原理和应用范围。 S:能够全面、准确地为婴儿做好抚触的各项准备工作。 A:关爱儿童
操作中	K:掌握婴儿抚触的操作方法。 K:掌握面部抚触、头部抚触、手部抚触、脚部抚触、腹部抚触、胸部抚触及背部抚触的具体步骤。。 S:能够熟练、规范地为婴儿进行抚触,确保抚触方法正确。 S:能够根据具体月龄的婴儿,按照正确的流程和要求为婴儿实施抚触。 A:严谨的工作态度

表 2-6-1(续)

流程	内容
操作后	K:掌握婴儿抚触操作注意事项。 S:能够在抚触中与婴儿进行有效沟通,向婴儿家长进行相应健康宣教。 S:能够按消毒技术规范要求分类处理使用后物品。 A:耐心、细心

四、教学内容

(一)儿童神经发育

在儿童的成长过程中,神经心理发育与体格生长同样重要。神经心理发育主要通过日常行为表现出来,包括感知、运动、语言的发展,以及记忆、思维、情感、性格等心理活动的形成,因此这一阶段的发育也被称为行为发育。儿童神经心理发育的基础是神经系统的发育,尤其是大脑的发育。除了先天遗传因素外,神经心理发育还与环境密切相关。

1. 神经系统的发育

在胎儿时期神经系统发育得最早,其中大脑的发育最为迅速。出生时,脑的质量已达到成人脑重的25%(约390 g),大脑体积为成人大脑体积的1/3,而此时脑细胞的数量已与成人相同(100亿~140亿个),但树突和轴突较少且较短。出生后,脑重的增加主要源于神经细胞体积的增大、树突的增多和加长,以及神经髓鞘的形成和发育。因为神经纤维的髓鞘化在4岁左右完成,所以婴儿时期由于髓鞘发育不完善,神经冲动传导较慢且容易泛化,难以形成明显的兴奋灶,因此儿童容易疲劳并进入睡眠状态。

出生时,大脑皮质下中枢(如丘脑、下丘脑、苍白球系统)已较为成熟,因此此时的活动主要由皮质下系统调节,表现为动作不自主且肌张力较高。随着脑实质的逐渐增长和成熟,运动逐渐由大脑皮质中枢调节,对皮质下中枢的抑制作用也逐渐增强。儿童脑组织在基础代谢状态下的耗氧量占总耗氧量的50%,而成人的则为20%。长期营养不良可能导致脑发育滞后。

脊髓的发育在出生时相对成熟,其发育与运动功能的进展同步,随着年龄的增长而增重和加长。在胎儿时期,脊髓下端位于第2腰椎下缘,在4岁时上移至第1腰椎,故在进行腰椎穿刺时需注意这一点。

出生时,婴儿已具备觅食、吸吮、吞咽、拥抱、握持等非条件反射,以及对强光、寒冷、疼痛的反应。其中一些非条件反射会随着年龄的增长和大脑皮层的发育逐渐消退,否则可能会影响动作发育。例如,握持反射应在3个月后消失,若持续存在则可能妨碍手指精细动作的发育。新生儿和婴儿的肌腱反射不如成人灵敏,腹壁反射和提睾反射也不易引出,到1岁时才趋于稳定。3~4个月前的婴儿的肌张力较高,凯尔尼格征(Kernig sign)可能为阳性;2岁以下儿童的巴宾斯基征(Babinski sign)阳性也可能是生理现象。

出生后约 2 周,婴儿可形成第一个条件反射,即在被抱起喂奶时出现吸吮动作;2 个月后逐渐形成与视觉、听觉、味觉、嗅觉、触觉等相关的条件反射;3~4 个月开始出现兴奋性和抑制性条件反射。2~3 岁时,婴儿的皮质抑制功能逐渐完善;到 7~14 岁时,皮质抑制调节功能达到一定强度。随着条件反射的形成和积累,儿童的综合分析能力逐渐提高,智力发展也趋于复杂和完善。

2. 感知觉的发育

感觉是通过各种感觉器官从环境中选择性获取信息的能力,而知觉则是人脑对直接作用于感觉器官的事物整体的反映,是对感觉信息的组织和解释过程。感知觉的发育对儿童的运动、语言和社会适应能力的发育起着重要的促进作用。

(1) 视感知发育

新生儿已具备视觉感应功能,其瞳孔对光有反应,但由于视网膜视黄斑区发育不全和眼外肌协调能力较差,其视觉并不敏锐,只有在 15~20 cm 范围内才最清晰。在清醒和安静状态下,新生儿可短暂注视和追随近处缓慢移动的物体。由于晶状体调节功能和眼外肌反馈系统发育不成熟,许多新生儿会出现暂时性斜视和眼球震颤,通常在 3~4 周内自行消失。新生儿期后,其视感知发育迅速,具体如下:

第 2 个月起,婴儿可协调地注视物体,开始出现头眼协调,视线和头部可随物体水平移动 90°。

3~4 个月时,婴儿头眼协调能力增强,可追物 180°,并能辨别彩色和非彩色物体。

6~7 个月时,婴儿的目光可随上下移动的物体垂直转动,出现眼手协调动作。其目光能追随跌落的物体,并开始认识母亲和常见物品(如奶瓶),喜欢红色等鲜艳明亮的颜色。

8~9 个月时,婴儿开始出现视深度感觉,能看到小物体。

18 个月时,婴儿能辨别形状,喜欢看图画。

2 岁时,婴儿两眼调节能力增强,视力达 0.5;能区分垂直线和横线;逐渐学会辨别红、白、黄、绿等颜色。

4~5 岁时,其视深度充分发育,视力达到 1.0。

(2) 听感知发育

出生时,由于鼓室无空气,因此婴儿的听力较差,但其能辨认母亲的心音及其节奏。

出生 3~7 天后,婴儿听力明显改善,50~90 dB 的声音可引起其呼吸节律改变。

3~4 个月时,婴儿头部可转向声源(定向反应),听到悦耳声音时会微笑。

6 个月时,婴儿能区别父母的声音,听到名字会有反应,并对发声的玩具感兴趣。

7~9 个月时,婴儿能确定声源并理解语言的意义。

13~16 个月时,婴儿可寻找不同响度的声源。

2 岁时,婴儿能听懂简单指令。

4 岁时,其听觉发育基本完善。

听感知发育与语言发育直接相关。如果听力障碍在语言发育的关键期(6 个月内)未能得到确诊和干预,则可能因聋致哑。新生儿听力筛查(newborn hearing screening,NHS)是早期发现听力障碍的有效方法,我国已逐步将其纳入常规新生儿筛查内容。

(3)味觉和嗅觉发育

出生时,婴儿的味觉发育已较为完善,其对不同味道(如甜、酸、苦、咸)会产生不同的面部表情。4~5个月时,婴儿对食物味道的轻微变化已非常敏感,偏好原味食物,此时是味觉发育关键期,应适时添加各类辅食。

出生时,婴儿的嗅觉发育已成熟。出生后1~2周的婴儿已能辨别母亲和他人的气味。3~4个月时,婴儿能区分愉快和不愉快的气味。7~8个月时,婴儿开始对芳香气味有反应。2岁左右时,婴儿能很好地辨别各种气味。

(4)皮肤感觉发育

皮肤感觉包括触觉、痛觉、温度觉和深感觉。触觉是某些反射的基础,新生儿的触觉已非常灵敏,尤其是眼、口周、手掌、足底等部位,触之即会引起瞬眼、张口、缩回手足等反应,而其前臂、大腿、躯干部的触觉相对迟钝。新生儿已有痛觉,但较迟钝,疼痛刺激后会出现泛化现象,自第2个月起逐渐改善。新生儿对温度觉非常敏感,冷刺激比热刺激更能引起明显反应,如出生时离开母体环境因温度骤降会啼哭。

2~3岁时,儿童能通过接触区分物体的软、硬、冷、热等属性。

5~6岁时,其能分辨体积和质量不同的物体。

(5)知觉发育

知觉是人对事物各种属性的综合反映,其发育与听、视、触等感觉的发育密切相关。

出生后5~6个月,婴儿已具备手眼协调能力,可通过看、摸、闻、咬、敲击等方式逐步了解物体的属性。

1岁末,其开始有空间和时间知觉的萌芽。

3岁时,其能辨别上下。

4岁时,其能辨别前后。

5岁时,其开始辨别以自身为中心的左右。

4~5岁时,其已有时间概念,能区分早上、晚上和今天、明天、昨天。

5~6岁时,其逐渐掌握周内时序、四季等概念。

(二)体格锻炼

1. 皮肤锻炼

(1)婴儿抚触

研究表明,抚触有助于促进婴儿的生长发育,增强免疫力,改善消化与吸收功能,减少哭闹,并能提高其睡眠质量。抚触不仅能为婴儿带来愉悦的刺激,也是父母与婴儿之间重要的交流方式之一,有助于建立婴儿对父母的信任感。抚触可以从新生儿期开始,通常在婴儿洗澡后进行。抚触时需注意保持房间温度适宜,每日进行2~3次,每次15~20 min,力度应逐渐增加,以婴儿感到舒适为宜。当婴儿情绪不佳、过饥过饱、剧烈哭闹或身体不适时,不宜进行抚触。

(2)水浴

水浴通过水的机械作用和温度刺激,促进皮肤血管的收缩或舒张,从而改善血液循环、新陈代谢和体温调节功能,增强机体对温度变化的适应能力。

①温水浴

温水浴不仅能保持皮肤清洁,还能促进婴儿新陈代谢,增加其食欲,改善其睡眠和生长发育,并有助于增强其抵抗力。新生儿在脐带脱落后即可进行温水浴。

②游泳

在有条件的情况下,可以从婴儿期开始训练游泳,但需有成人在旁监护。游泳场所应选择平坦、活水、沙质水底、水质清洁且无污染的地方,或在游泳池内进行。游泳时水温不应低于 25 ℃。游泳前,先用冷水浸湿婴儿的头部和胸部,然后使其全身浸入水中。游泳时间可逐渐延长。如果婴儿出现寒冷或寒战等不良反应,应立即出水,擦干身体并帮助其进行轻柔运动以恢复体温。空腹或刚进食后不宜游泳。

2. 体育运动

(1)体操

体操能够促进肌肉和骨骼的生长发育,增强呼吸和循环功能,从而达到增强体质、预防疾病的目的。

①婴儿被动操

婴儿被动操适合 2~6 个月的婴儿。此阶段的婴儿在成人的帮助下进行四肢的伸展和屈曲运动,每日 1~2 次。婴儿被动操有助于促进婴儿大运动能力的发育,并改善全身血液循环。

②婴儿主动操

婴儿主动操适合 7~12 个月的婴儿。此阶段的婴儿能够进行部分主动运动,在成人的适当扶持下,可以完成爬行、坐起、仰卧起身、扶站、扶走、双手取物等动作。婴儿主动操有助于扩大婴儿的视野,促进其智力发展。

③幼儿体操

幼儿体操适合 12~18 个月的幼儿。在成人的扶持下,幼儿可以进行有节奏的活动,主要锻炼行走、前进、后退、平衡、过障碍物等能力。活动内容由简单到复杂,每日 1~2 次。模仿操适合 18 个月~3 岁的幼儿,此阶段的幼儿模仿能力较强,可配合儿歌或音乐进行有节奏的运动。

④儿童体操

广播体操和健美操等适合 3~6 岁的儿童,能够增强其大肌群、肩胛带、背肌和腹肌的运动能力,使其协调手脚动作,促进其肌肉和骨骼的发育。在集体儿童机构中,建议每天按时进行广播体操,最好四季不间断。

(3)游戏、田径及球类

托儿所和幼儿园可以组织小体育课,可采用的活动性游戏包括赛跑、扔沙包、滚球、丢手绢、立定跳远等。年长的儿童可以利用器械如木马、滑梯等进行锻炼,还可以参与由教师组织的田径、球类、舞蹈、跳绳等活动。

五、注意事项

(1)对婴儿每次抚触15 min即可,一般每天进行3次抚触。要根据婴儿的需要,一旦感觉婴儿满足了即应停止。

(2)开始时要轻轻抚触,逐渐增加压力,好让婴儿慢慢适应。

(3)手法轻柔,脐痂未脱者不进行腹部抚触。

(4)不要强迫婴儿保持固定姿势。

(5)不要让婴儿的眼睛接触到润肤油。

(6)抚触应避免在饥饿和进食后1 h内进行,最好在婴儿沐浴后进行。

(7)抚触过程中注意观察婴儿的反应,如果婴儿哭了,先设法让他安静,然后才可继续。一旦婴儿哭得很厉害应停止抚触。

(8)抚触时应保持环境安静,可以播放音乐。注意与婴儿进行语言和目光的交流。

六、学习产出

(一)技能考核评分标准

技能考核中,85分及以上为合格(表2-6-2)。

表2-6-2 婴儿抚触法评分标准

项目	技术操作要求	分值	得分
实训目的(口述)	1. 婴儿抚触可以刺激婴儿的淋巴系统,增强婴儿的抵抗力	1	
	2. 增加婴儿睡眠,并改善睡眠质量	1	
	3. 帮助平复婴儿情绪,减少哭闹	1	
	4. 可以促进亲子情感交流,促进乳汁分泌	1	
	5. 可以通过抚触促进婴儿饮食吸收和激素的分泌,达到增加体重、缓解婴儿气胀、结实肌肉的目的	1	
	6. 促进神经系统的发育	1	
准备	1. 保持适宜的房间温度(25 ℃左右)和抚触时间(15 min左右),确保婴儿舒适及不受干扰	2	
	2. 采用舒适的体位,选择安静、清洁的房间及抚触平台,放一些柔和的音乐做背景	2	
	3. 选择适当的时候进行抚触。婴儿不宜太饱或太饿,抚触最好在婴儿沐浴后进行	2	
	4. 在抚触前准备好毛巾、尿布、替换的衣物,先倒一些婴儿润肤油于掌心,并相互揉搓使双手温暖	2	

表 2-6-2(续 1)

项目		技术操作要求	分值	得分
操作步骤	传统法	头部→面部→胸部→腹部→上肢→下肢→背部	2	
	面部抚触	1. 额头 将双手拇指放在婴儿前额眉间上方,用指腹从额头轻柔向外平推至太阳穴,划出一个微笑状。在眉头、眼窝、人中、下巴处同样用双手拇指往外推压,划出一个微笑状	3	
		2. 鼻部 将双手拇指竖放在鼻的两侧,向下滑动至鼻翼上,然后转向两侧颧骨	2	
		3. 下颌部 将拇指从婴儿下巴处沿着脸的轮廓往外推压,至耳垂处停止。边抚触边念:“小脸蛋,真可爱, 阿姨摸摸更好看。”	2	
		4. 扯摸耳垂 用拇指和食指轻轻按压耳朵,从最上面按到耳垂处,反复向下轻轻拉扯,然后再不断揉捏。边抚触边念:“小耳朵,拉一拉,阿姨说话宝宝乐。”	2	
	头部抚触	1. 一只手托头,另一只手示指、中指、无名指指腹从前额中央发际向后发际抚触	2	
		2. 经枕骨粗隆绕至耳后乳突处轻压,反复动作。换手抚触另半头	2	
		3. 双手抚触婴儿的头部,由前发际开始至后发际,重复动作至耳后	2	
	胸部抚触	1. 将双手放在婴儿的两侧肋缘,用右手向上滑向婴儿右肩,复原	2	
		2. 换左手上滑到婴儿左肩,复原,重复第 1 步和第 2 步 4~6 次	2	
		3. 边抚触边念:“摸摸胸口,真勇敢,宝宝长大最能干!”	2	
	腹部抚触	1. 放平手掌,沿顺时针方向画圈抚摸婴儿的腹部	2	
		2. 注意动作要特别轻柔,不能离肚脐太近	2	
		3. 边抚触边念:“小肚皮,软绵绵,宝宝笑得甜又甜。”	2	
	手臂抚触	1. 轻轻挤捏婴儿的手臂,从上臂到手腕,先左后右,反复 3~4 次	2	
		2. 边抚触边念:“捏捏宝宝小手臂,宝宝长大有力气。”	2	
		3. 手臂伸展,把婴儿两臂左右分开,掌心向上。边抚触边念:“伸伸小胳膊,宝宝灵巧又活泼”。	2	
	手部抚触	1. 用手指画小圈按摩婴儿的手腕。用拇指抚摸婴儿的手掌,使他的小手张开	2	
		2. 让婴儿抓住拇指,用其他四根手指按摩宝宝的手背	2	
		3. 一只手托住婴儿的手,另一只手的拇指和示指轻轻捏住婴儿的手指,从小指开始依次转动、拉伸每个手指。边抚触边念:“动一动,握一握,宝宝小手真灵活。”	4	

表 2-6-2(续 2)

项目		技术操作要求	分值	得分
操作步骤	腿部抚触	1. 用拇指、示指和中指轻轻揉捏宝宝大腿的肌肉，从膝盖处一直按摩到尾椎末端	2	
		2. 用一只手握住婴儿的脚后跟，另一只手拇指朝外握住婴儿的小腿，沿膝盖向下捏压、滑动至脚踝	3	
		3. 边抚触边念：“宝宝会跑又会跳，爸爸妈妈乐陶陶。”	2	
	脚掌抚触	1. 一只手托住婴儿的脚后跟，另一只手四指聚拢在婴儿的脚背上，用拇指指肚轻揉脚底，从脚尖抚摸到脚跟，反复 3~4 次	4	
		2. 边抚触边念：“阿姨给你揉揉脚，宝宝健康身体好。”	2	
	背部抚触	1. 将双手拇指平放在宝宝脊椎两侧，其他手指并在一起扶住宝宝身体，拇指指腹分别由中央向两侧轻轻抚摸，从肩部移至尾椎，反复 4~6 次	3	
		2. 五指并拢，将掌根到手指作为一个整体横放在婴儿背部，手背稍微拱起，力度均匀地交替从婴儿脖颈抚至臀部，反复 4~6 次	3	
		3. 边抚触边念：“阿姨给你拍拍背，宝宝背直不怕累。”	2	
	人文关怀	1. 关心爱护婴儿，注意保护其隐私和为其保暖	4	
	操作质量	1. 操作熟练，有条不紊	2	
注意事项		1. 对婴儿每次抚触 15 min 即可，一般每天进行 3 次抚触。要根据婴儿的需要，一旦感觉婴儿满足了即应停止	2	
		2. 开始时要轻轻抚触，逐渐增加压力，好让婴儿慢慢适应	2	
		3. 手法轻柔，脐痂未脱者不进行腹部抚触	2	
		4. 不要强迫婴儿保持固定姿势	2	
		5. 不要让婴儿的眼睛接触到润肤油	2	
		6. 避免在饥饿和进食后 1 h 内进行，最好在婴儿沐浴后进行	2	
		7. 抚触过程中注意观察婴儿的反应，如果婴儿哭了，先设法让他安静，然后才可继续。一旦婴儿哭得很厉害应停止抚触	2	
		8. 抚触时应保持环境安静，可以播放音乐。注意与婴儿进行语言和目光的交流	2	
总分		100		

(二)其他

以个人为单位考核，考核地点为医院或社区，考核内容为婴儿抚触。在学生操作的过程中，判断学生的操作是否规范；是否能够正确进行婴儿抚触；是否能够与婴儿进行有效沟通；是否能够按照消毒技术规范要求分类处理使用后物品等。同时，对学生的操作速度、熟练程度、操作过程中的人文关怀意识等方面进行评价。准确率达到 85%及以上为合格。

本课点旨在培养学生高度的责任心和耐心、细心，同时使学生关注婴儿的心理需求，给予必要的安慰和支持，展现人文关怀精神。

七、课后作业

婴儿抚触对婴儿有哪些好处？

八、知识拓展

随着人们对婴儿健康护理的重视，婴儿抚触逐渐成为一种广受欢迎的护理方式。许多医院、母婴机构和家庭都在积极推广和应用婴儿抚触技术，为婴儿的健康成长提供有力支持。

作为一种科学而温馨的护理方式，婴儿抚触通过有技巧地触摸和按摩可为婴儿带来全面的健康益处。父母可以在专业人员的指导下学习和掌握抚触技巧，为婴儿的健康成长贡献力量。

课点 2.7　小儿静脉输液

一、学习目标

(一)态度目标

培养学生关爱儿童的道德素养。

(二)知识目标

1. 掌握小儿呼吸系统疾病的病因、发病机制。
2. 能够辨别小儿呼吸系统疾病的临床表现，依据检查结果初步确定临床诊断。
3. 能够给予小儿呼吸系统疾病患儿个性化的治疗规划。
4. 能够依据护理程序对小儿呼吸系统疾病患儿进行护理及对其家属进行健康教育。

(三)技能目标

1. 能够及时准确地为患者采取静脉输液法。
2. 能够掌握小儿静脉输液的方法，按照评分标准为儿童进行儿静脉输液。
3. 能够根据案例对小儿呼吸系统疾病患儿采取护理措施。

二、前置任务

扫码观看操作相关视频，完成预习。

三、操作流程

（一）工作流程

阶段	步骤	内容
操作前	评估	1.评估患儿身体情况，了解其用药情况和头皮静脉情况。 2.环境准备 保持适宜的环境温度(26~28 ℃)，保持安静。 3.物品准备 治疗盘、输液器、液体及药物、头皮针、消毒液、棉签、弯盘、胶布、治疗巾，根据需要备剃刀、肥皂、纱布、固定物。 4.护士准备 操作前洗手、戴口罩。
	核对、解释	1.检查药液、输液器，按医嘱加入药物，将输液器针头插入输液瓶塞，关闭调节器。 2.携用物至床旁，核对患儿床号、姓名，并向家长或患儿解释操作目的，取得合作。 3.再次查对药液，将输液瓶挂于输液架上，排尽输液器空气，备好胶布。
	患儿准备	将枕头放在床缘，枕上铺治疗巾，使患儿横卧于床中央，头枕于枕上。操作者立于患儿头侧，助手固定患儿头部，必要时用全身约束法约束患儿。
操作中	选择静脉	选择静脉，一般多用额上静脉、颞浅静脉、耳后静脉等，必要时应顺头发生长方向剃去相应部位头发，以纱布擦净局部。
	穿刺	1.常规消毒皮肤两次，待干。 2.将头皮针连接盛有等渗盐水的注射器，排尽头皮针内空气(或将输液器头皮针内空气排尽)，左手示指、拇指分别固定、绷紧穿刺点前后皮肤，右手持针柄，沿静脉向心方向，在距静脉最清晰点后移0.3 cm处将针头近于平行(成10~20°角)刺入皮肤，沿静脉走向徐徐进针，当阻力减小、有落空感、同时见回血时，可推药少许，如无异常即固定针头。
	固定	1.固定针头时先用第一条胶布固定针头，再用第二条胶布绕针柄交叉固定，最后将第三条胶布固定在第二条胶布上，然后将硅胶管盘曲后置于头上适当位置，并用第四条胶布固定。 2.取下注射器，将头皮针连接输液器，调整滴速，观察患儿全身情况。
操作后	再次核对	再次核对，签字并交代患儿家长注意事项。
	整理用物	1.整理用物，洗手，记录输液时间、输液量及药物。 2.治疗完成后，应及时将止血带解除。 3.按消毒技术规范要求分类处理使用后的物品。 4.做好各项登记工作。

(二)相关知识点、技能点和态度点(表 2-7-1)

表 2-7-1　相关知识点、技能点和态度点

流程	内容
操作前	K:辨别小儿静脉输液的不良反应。 S:能够全面、准确地为患儿做好静脉输液的各项准备工作。 A:关爱患儿
操作中	K:掌握小儿头皮静脉输液的具体操作流程。 K:能够根据患儿病情准确解释小儿静脉输液的目的、方法、操作要点。 S:能够根据具体的案例,按照正确的流程和要求熟练、规范地进行小儿静脉输液操作。 S:能用正确的方法解决小儿静脉输液中出现的异常情况。 A:严谨的工作态度
操作后	K:解释小儿静脉输液注意事项。 S:能够观察并判断患儿静脉输液情况,对患儿及其家属进行健康指导。 S:能够按消毒技术规范要求分类处理使用后物品。 A:耐心细致

四、教学内容

(一)小儿呼吸系统疾病的病情评估

呼吸系统疾病是儿童常见病,其中上呼吸道感染、支气管肺炎、支气管肺炎最为多见,但各年龄阶段的发病情况不尽相同,年龄越小,病情越重。并发症越多,死亡率也越高。在门诊患儿中,急性上呼吸道感染最为常见,占门诊患儿的 60%以上。在住院患儿中,呼吸道感染疾病占 60%以上,其中绝大部分为肺炎。

(二)急性上呼吸道感染的发病机制

各种病毒和细菌均可引起急性上呼吸道感染,但其中 90%以上为病毒所致,主要有鼻病毒、呼吸道合胞病毒、流感病毒、副流感病毒、腺病毒。感染柯萨奇病毒、埃可病毒、冠状病毒、单纯疱疹病毒、EB 病毒等病毒后可继发细菌感染,其中最常见的是溶血性链球菌,其次为肺炎球菌、流感嗜血杆菌等。肺炎支原体也可引起急性上呼吸道感染。由于儿童呼吸道的解剖结构、生理特点和免疫特点,婴幼儿易患上呼吸道感染。营养不良、缺乏锻炼或过度疲劳,以及有过敏体质的儿童,由于身体抵抗能力下降,易反复发生上呼吸道感染或使病情迁延。

(三)小儿肺炎疾病的临床表现

小儿肺炎疾病多见于 2 岁以下的婴幼儿。其起病大多较急,发病前数日多数患儿有上呼吸道感染。

1. 呼吸系统症状和体征

其主要表现为发热、咳嗽、气促，肺部可闻及较固定的中、细湿啰音。

(1)发热

发热热型不一，多数为不规则热，亦可为弛张热或稽留热，新生儿、重度营养不良患儿可不发热或体温不升。

(2)咳嗽

咳嗽较频繁，初为刺激性干咳，以后咳嗽有痰，新生儿、早产儿可仅表现为口吐白沫。

(3)呼吸增快

呼吸增快多在发热、咳嗽之后出现。呼吸频率为40~80次/min，重者可有鼻翼角动、点头呼吸、三凹征、唇周发绀。

(4)肺部呼吸音

患儿胸部体征早期不明显或仅呼吸音粗糙，以后可听到较固定的中、细湿啰音，以胸部两肺下方及脊柱旁较多，深吸气末更为明显。新生儿、小婴儿常不易闻及湿啰音。

除上述症状外，患儿常有精神不振、食欲减退、烦躁不安、轻度腹泻或呕吐等全身症状。重症除全身症状及呼吸系统的症状加重外，常出现循环系统、神经系统、消化系统等功能障碍，出现相应的临床表现。

2. 循环系统表现

患儿轻度缺氧可致心率增快。重症肺炎可合并心肌炎、心力衰竭。合并心肌炎患儿主要表现为：面色苍白、心动过速、心音低钝、心律不齐及心电图ST段下移、T波平坦或倒置。合并心力衰竭患儿主要表现为：安静状态下呼吸困难加重，呼吸突然加快，每分钟超过60次；心率突然增快，每分钟超过180次，与体温升高和呼吸困难不相称；心音低钝，奔马律；骤发极度烦躁不安；面色苍白或发灰；指/趾甲微血管充盈时间延长；肝脏迅速增大；尿少或无尿；眼睑或双下肢水肿。重症革兰氏染色阴性杆菌肺炎还可导致微循环衰竭，表现为面色灰白、四肢发凉、脉搏细弱等。

3. 神经系统表现

患儿轻度缺氧表现为精神萎靡、烦躁不安或嗜睡。患儿为中毒性脑病时，可有以下表现：出现意识障碍，惊厥、前囟膨隆，有脑膜刺激征，呼吸不规则，瞳孔对光反射迟钝或消失。

4. 消化系统表现

轻者常有食欲减退、吐泻、腹胀等；重者可发生中毒性肠麻痹，因严重的腹胀而使腹肌抬高，导致呼吸困难加重。患儿有消化道出血时，可吐咖啡渣样物，大便潜血试验结果呈阳性或为柏油样便。

5. 弥散性血管性凝血

重症患儿可出现弥散性血管性凝血(disseminated intravascular coagulation，DIC)，表现为血压下降，四肢凉，脉细数，皮肤、黏膜及胃肠道出血。

若延误诊断或病原体致病力强者，可引起脓胸、脓气胸及肺大疱等并发症。

五、注意事项

(1)注意区分头皮动静脉。

(2)操作过程中,严格执行无菌技术操作。

(3)如在穿刺过程中感觉阻力减小,有落空感但无回血,可将注射器回抽,以确定针头是否在血管内;对于因血管细小或充盈不全面而无回血者,可推入极少量液体,如皮肤变白则提示进入动脉应重新穿刺。当通畅无阻力,皮肤表面无隆起、无变色现象,且点滴顺利时,证明穿刺成功。

(4)在穿刺过程中要注意观察患儿面色和呼吸等情况,不能因集中精力进行静脉穿刺而忽略患儿病情变化,导致发生意外。

(5)应根据患儿病情、年龄、药物调节输液速度,在输液过程中应注意观察与巡视。小儿一般输液速度如下:早产儿每分钟 4~6 滴,新生儿每分钟 6~8 滴,婴儿每分钟 8~10 滴,幼儿每分钟 10~15 滴,学龄儿每分钟 15~30 滴。

(6)加入的药物剂量要准确。

(7)密切观察输液是否通畅、局部是否肿胀、针头有无移动和脱出,特别是输注刺激性较强的药物时,应注意观察。

(8)头皮针和输液管的固定应牢固,防止头皮针移动、脱落。

六、学习产出

(一)技能考核评分标准

技能考核中,85 分及以上为合格(表 2-7-2)。

表 2-7-2　小儿静脉输液法(头皮静脉)评分标准

项目	技术操作要求	分值	得分
实训目的(口述)	1. 补充水、营养,排出毒素,维持体内电解质平衡	2	
	2. 对于不宜口服、皮下或肌肉注射的药物,以及在患儿较小或不合作时,使药物快速进入体内,达到治疗疾病的目的	2	
准备	1. 评估患儿身体情况,了解其用药情况和头皮静脉情况	2	
	2. 环境准备 保持适宜的环境温度(26~28 ℃),保持安静	2	
	3. 物品准备 治疗盘、输液器、液体及药物、头皮针、消毒液、棉签、弯盘、胶布、治疗巾,根据需要备剃刀、肥皂、纱布、固定物	2	
	4. 护士准备 操作前洗手、戴口罩	2	
操作步骤	1. 检查药液、输液器,按医嘱加入药物,将输液器针头插入输液瓶塞,关闭调节器	5	
	2. 携用物至床旁,核对患儿床号、姓名,并向家长或患儿解释操作目的,取得合作	5	

表 2-7-2(续 1)

项目	技术操作要求	分值	得分
操作步骤	3. 再次查对药液,将输液瓶挂于输液架上,排尽输液器中空气,备好胶布	5	
	4. 将枕头放在床缘,枕上铺治疗巾,使患儿横卧于床中央,头枕于枕上。操作者立于患儿头侧,助手固定患儿头部,必要时用全身约束法约束患儿	5	
	5. 选择静脉,一般多用额上静脉、颞浅静脉、耳后静脉等,必要时应顺头发生长方向剃去相应部位头发,以纱布擦净局部	5	
	6. 常规消毒皮肤两次,待干	4	
	7. 将头皮针连接盛有等渗盐水的注射器,排尽头皮针内空气(或将输液器头皮针内空气排尽),左手示指、拇指分别固定、绷紧穿刺点前后皮肤,右手持针柄,沿静脉向心方向,在距静脉最清晰点后移 0.3 cm 处将针头近于平行(成 10°~20°角)刺入皮肤,沿静脉走向徐徐进针,当阻力减小、有落空感、同时见回血时,可推药少许,如无异常即固定针头	5	
	8. 固定针头时先用第一条胶布固定针头,再用第二条胶布绕针柄交叉固定,最后将第三条胶布固定在第二条胶布上,然后将硅胶管盘曲后置于头上适当位置,并用第四条胶布固定	5	
	9. 取下注射器,将头皮针连接输液器,调整滴速,观察患儿全身情况	5	
	10. 再次核对,签字并交代患儿家长注意事项	5	
	11. 整理用物,洗手,记录输液时间、输液量及药物	5	
整理记录	1. 治疗完成后,应及时将止血带解除	2	
	2. 按消毒技术规范要求分类处理使用后的物品	2	
	3. 做好各项登记工作	2	
操作后评价	1. 患儿安静、舒适,配合治疗	2	
	2. 语言通俗易懂、态度和蔼,与家属沟通有效	2	
	3. 关爱患儿,密切关注患儿的反应和呼吸情况	2	
	4. 全过程动作熟练、规范符合操作原则	2	
人文关怀	1. 关心爱护患儿,注意保护其隐私和为其保暖	2	
操作质量	1. 操作熟练,有条不紊	2	
注意事项	1. 注意区分头皮动、静脉	2	
	2. 操作过程中,严格执行无菌技术操作	2	
	3. 如在穿刺过程中感觉阻力减小,有落空感但无回血,可将注射器回抽,以确定针头是否在血管内;对于因血管细小或充盈不全面而无回血者,可推入极少量液体,如皮肤变白则提示进入动脉应重新穿刺。当通畅无阻力,皮肤表面无隆起、无变色现象,且点滴顺利时,证明穿刺成功	2	
	4. 在穿刺过程中要注意观察患儿面色和呼吸等情况,不能因集中精力进行静脉穿刺而忽略患儿病情变化,导致发生意外	2	

表 2-7-2(续 2)

项目	技术操作要求	分值	得分
注意事项	5. 应根据患儿病情、年龄、药物调节输液速度，在输液过程中应注意观察与巡视。小儿一般输液速度如下：早产儿每分钟 4～6 滴，新生儿每分钟 6～8 滴，婴儿每分钟 8～10 滴，幼儿每分钟 10～15 滴，学龄儿每分钟 15～30 滴	2	
	6. 加入的药物剂量要准确	2	
	7. 密切观察输液是否通畅、局部是否肿胀、针头有无移动和脱出，特别是输注刺激性较强的药物时，应注意观察	2	
	8. 头皮针和输液管的固定应牢固，防止头皮针移动、脱落	2	
总分		100	

(二)其他

以个人为单位考核，考核地点为医院或社区，考核内容为小儿静脉输液法的操作。在学生操作的过程中，判断学生的操作是否规范；是否能够正确进行小儿静脉输液法的操作；是否能够与患儿进行有效沟通，减轻患儿恐惧心理，缓解患儿不适；是否能够按照消毒技术规范要求分类处理使用后物品等。同时，对学生的操作速度、熟练程度、操作过程中的安全意识和不良反应处理能力等方面进行评价。准确率达到 85%及以上为合格。

本课点旨在培养学生学会耐心细致地关心患儿的需求，能够与患儿家长积极沟通，增强患儿及家长治疗信心。

七、课后作业

患儿：男，6 个月，因发热、咳嗽 4 d，气促 1 d 入院。

患儿 6 d 前无明显诱因出现发热、咳嗽，体温波动在 38.6～39.1 ℃，咳嗽呈阵发性，有痰不易咳出，伴有流涕、鼻塞。其在当地医院被诊断为上呼吸道感染，给予感冒冲剂口服和退热处理。近 1 d 来，患儿咳嗽渐加重，伴有喘憋，咳嗽时有痰咳出，痰液黏稠色黄。

体格检查：体温为 39.5 ℃，脉搏为 160 次/min，呼吸频率为 60 次/min。面色略苍白，精神萎靡，咽部充血，口周发绀，鼻翼扇动，有轻度的三凹征，可闻及双肺固定的中、细湿啰音，肠鸣音正常。

请问：

(1)该患儿的护理诊断/问题是什么？其中首要问题是什么？

(2)护士应采取什么护理措施？

(3)如何对患儿家属进行健康教育？

八、知识拓展

世界卫生组织(World Health Organization，WHO)推荐 2 月龄～5 岁儿童出现胸壁吸气性凹陷、鼻煽或呻吟之一表现者，提示有低氧血症，为重度肺炎；如果出现中心性发绀、严重呼吸窘迫、拒食或脱水征、意识障碍(嗜睡、昏迷、惊厥)之一表现者，为极重度肺炎。这是重度肺炎的简易判断标准,适用于发展中国家及基层地区。对于住院患儿或医疗条件较好地区,社区获得性肺炎(community-acquired pneumonia,CAP)严重程度评估还应依据肺部病变范围、有无低氧血症以及有无肺内外并发症等表现判断。

课点 2.8　小儿股静脉穿刺法

一、学习目标

(一)态度目标

关爱患儿、严谨的工作态度。

(二)知识目标

1. 能够掌握小儿充血性心力衰竭的病因、发病机制。
2. 能够辨别小儿充血性心力衰竭的临床表现,依据检查结果初步确定临床诊断。
3. 能够给予小儿充血性心力衰竭患儿个性化的治疗规划。
4. 能够依据护理程序对小儿充血性心力衰竭患儿进行抢救、护理及对其家属进行健康教育。

(三)技能目标

能够熟练应用小儿股静脉穿刺技术为患儿实施操作。

二、前置任务

扫码观看操作相关视频,完成预习。

三、操作流程

(一)工作流程

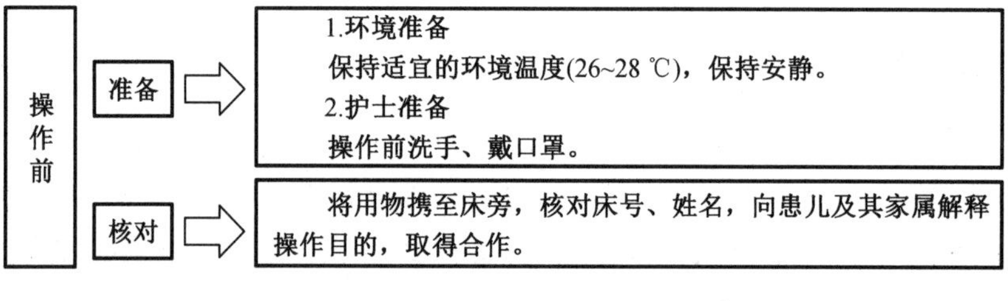

操作中

- **体位** ⇒ 助手协助患儿取仰卧位，固定大腿外展与躯干成45°角(呈蛙形)，垫高穿刺侧臀部，使腹股沟展平，膝关节成90°角，用尿布包裹好会阴部，以免排尿污染穿刺点。
- **穿刺** ⇒
  1.于腹股沟中、内1/3交界处触摸到股动脉搏动后，常规消毒操作者的左手示指及穿刺部位皮肤。
  2.再次以左手示指摸到股动脉搏动后，右手持注射器在股动脉搏动点内侧0.3~0.5 cm处，垂直穿刺(或在腹股沟内侧1~3 cm处与皮肤成45°角倾斜穿刺)，然后慢慢向上提针，边提边抽回血，见回血后固定针头，抽取所需血量后拔针，取下针头，将血液沿采血管壁缓缓注入。
  3.拔出针头后助手立即用无菌棉球压迫止血5 min。
  4.再次核对，整理患儿衣服及用物，洗手，记录。

操作后

- **整理用物** ⇒
  1.按消毒技术规范要求分类处理使用后的物品。
  2.做好各项登记工作。

(二)相关知识点、技能点和态度点(表 2-8-1)

表 2-8-1　相关知识点、技能点和态度点

流程	内容
操作前	K:了解小儿股静脉穿刺的操作原理和应用范围。 S:能够全面、准确地为患儿做好小儿股静脉穿刺的各项准备工作。 A:关爱儿童
操作中	K:掌握小儿股静脉的定位方法。 K:掌握微小儿股静脉穿刺的具体步骤。 S:能够熟练、规范地进行股静脉穿刺,确保穿刺方法正确。 S:能够根据具体的案例,按照正确的流程为患儿进行股静脉穿刺。 A:严谨的工作态度
操作后	K:掌握小儿股静脉穿刺操作的注意事项。 S:在进行股静脉穿刺时能够与患儿及其家长进行有效沟通,进行相应健康宣教。 S:能够按消毒技术规范要求分类处理使用后物品。 A3:耐心关怀患儿

四、教学内容

(一)充血性心力衰竭的发病机制

充血性心力衰竭(congestive heart failure,CHF)是指心肌收缩或舒张能力下降使心排血量绝对或相对不足,不能满足全身组织代谢需要而引起的一系列临床症状及体征。小儿时期心力衰竭以 1 岁内发病率最高,尤以先天性心脏病引起者多见。儿童时期以风湿性心脏病和急性肾炎所致心力衰竭多见。

1. 病因

根据病理生理变化特点可将充血性心力衰竭的病因分为 3 大类。

(1)心肌病变

心肌病变包括原发性心肌病变，如心肌炎、心肌病、心内膜纤维增生症；心肌代谢障碍，如新生儿重度窒息、休克、严重贫血、高原病、维生素 B 缺乏等。

(2)心室压力负荷过重

左室压力负荷过重可见于主动脉瓣狭窄、主动脉缩窄、高血压等；右室压力负荷过重多见于肺动脉瓣狭窄、肺动脉高压、新生儿持续性肺动脉高压等。

此外，感染、过度劳累及情绪激动、心律失常、输液过快或钠摄入量过多、电解质紊乱和酸碱失衡、洋地黄过量或停药过早等均可诱发心力衰竭。

2. 发病机制

其发病机制为：心脏发生心肌病损或长期负荷过重，心肌收缩逐步减退。早期通过加快心率、心肌肥厚和心脏扩大等进行代偿，调整心排血量来满足机体需要，这个阶段为心功能代偿期，临床上不出现症状。后期心功能进一步减退，当代偿措施不能维持足够的心排血量时则出现静脉回流受阻、体内水分潴留、脏器淤血等心力衰竭临床表现。

(二)充血性心力衰竭的临床表现

1. 心肌功能障碍

心肌功能障碍表现为：心脏扩大；心动过速，婴儿心率>160 次/min，学龄儿童心率>100 次/min，是较早出现的代偿现象；第一心音低钝，重者可闻及舒张期奔马律，是由于心室突然扩张与快速充盈所致，提示严重心功能不良；外周灌注不良，脉压窄，部分患儿出现四肢末梢发凉、交替脉，是急性体循环血流量减少的征象。

2. 肺循环淤血

肺循环淤血多发生在体循环之前，表现为：呼吸急促，重者有呼吸困难及发绀症状。婴幼儿以呼吸困难和喂养困难为主要表现，呼吸频率可达 60~100 次/min；青春期儿童以运动后气促和乏力为主要表现；肺部啰音，肺水肿、肺泡渗出时可闻及湿啰音，肺动脉和左心房扩大压迫支气管，可出现哮鸣音；泡沫血痰，系肺泡或支气管黏膜淤血所致，婴幼儿少见。

3. 体循环淤血

体循环淤血表现为：肝脏肿大，这是体循环淤血最早、最常见的体征。正常婴幼儿的肝脏在肋下 2 cm 处，若超过此限且边缘较钝则应考虑心力衰竭，短时间内肝脏出现进行性增大更有意义。颈静脉怒张，可见颈外静脉膨胀(半坐位)，肝、颈静脉回流征阳性。婴儿可见头皮静脉怒张等表现。

五、注意事项

(1)对于有出血倾向及血液病患者，严禁腹股沟穿刺。

(2)若穿刺失败，不宜在同一部位反复多次穿刺，以免局部形成血肿。

(3)穿刺误入股动脉时，应立即拔出针头，延长加压时间。避免揉搓，以免引起出血或形成血肿。

(4)穿刺过程中注意观察患儿反应。

(5)穿刺后应观察局部有无活动性出血。

六、学习产出

(一)技能考核评分标准

技能考核中,85 分及以上为合格(表 2-8-2)。

表 2-8-2　小儿股静脉穿刺法操作和评分标准

项目	技术操作要求	分值	得分
实训目的(口述)	对婴幼儿或病情危重不宜翻动的患儿采集血标本	2	
实训设备	治疗盘,无菌注射器,皮肤消毒液,无菌棉球和棉签,血管,弯盘,沙袋或小枕头	10	
准备	1. 环境准备 保持适宜的环境温度(26~28 ℃),保持安静	2	
	2. 护士准备 操作前洗手、戴口罩	5	
操作步骤	1. 将用物携至床旁,核对床号、姓名,向患儿及其家属解释操作目的,取得合作	5	
	2. 助手协助患儿取仰卧位,固定大腿外展与躯干成 45°角(呈蛙形),垫高穿刺侧臀部,使腹股沟展平,膝关节成 90°角,用尿布包裹好会阴部,以免排尿污染穿刺点	10	
	3. 于腹股沟中、内 1/3 交界处触摸到股动脉搏动后,常规消毒操作者的左手示指及穿刺部位皮肤	15	
	4. 再次以左手示指摸到股动脉搏动后,右手持注射器在股动脉搏动点内侧 0. 3~0. 5 cm 处,垂直穿刺(或在腹股沟内侧 1~3 cm 处与皮肤成 45°角倾斜穿刺),然后慢慢向上提针,边提边抽回血,见回血后固定针头,抽取所需血量后拔针,取下针头,将血液沿采血管壁缓缓注入	15	
	5. 拔出针头后助手立即用无菌棉球压迫止血 5 min	5	
	6. 再次核对,整理患儿衣服及用物,洗手,记录	5	
整理记录	1. 按消毒技术规范要求分类处理使用后的物品	2	
	2. 做好各项登记工作	2	
操作后评价	1. 患儿安静、舒适,配合治疗	2	
	2. 语言通俗易懂、态度和蔼,与家属沟通有效	2	
	3. 关爱患儿,密切关注患儿的反应和呼吸情况	2	
	4. 全过程动作熟练、规范符合操作原则	2	

表 2-8-2(续)

项目	技术操作要求	分值	得分
人文关怀	关心爱护患儿,注意保护其隐私和为其保暖	2	
操作质量	操作熟练,有条不紊	2	
注意事项	1. 对于有出血倾向及血液病患者,严禁腹股沟穿刺	2	
	2. 若穿刺失败,不宜在同一部位反复多次穿刺,以免局部形成血肿	2	
	3. 穿刺误入股动脉时,应立即拔出针头,延长加压时间。避免揉搓,以免引起出血或形成血肿	2	
	4. 穿刺过程中注意观察患儿反应	2	
	5. 穿刺后应观察局部有无活动性出血	2	
总分		100	

(二)其他

以个人为单位考核,考核地点为医院或社区,考核内容为小儿股静脉穿刺法的操作。在学生操作的过程中,判断学生的操作是否规范;是否能够正确进行小儿股静脉穿刺法的操作;是否能够与患儿及家长进行有效沟通,减轻患儿恐惧心理,缓解患儿不适;是否能够按照消毒技术规范要求分类处理使用后物品等。同时,对学生的操作速度、熟练程度、操作过程中的安全意识和应急处理能力等方面进行评价。准确率达到85%及以上为合格。

本课点旨在培养学生高度的责任心,使学生在紧急情况下能够保持冷静果断,在救治过程中能够与团队成员紧密合作,共同应对挑战。

七、课后作业

患儿:男,10 个月,因咳嗽 7 d、呼吸困难 1 d 入院。

患儿 7 d 前无明显诱因出现咳嗽、喉中痰鸣,在家服药后不见好转,1 d 来咳嗽加重,表现出呼吸急促、发憋、面色发绀、吃奶差、烦躁哭闹;无发热、呕吐、腹泻等症状。自发病以来,其精神欠佳,睡眠差;大小便正常。

既往史:生后 1 个月时心脏彩超结果提示先天性心脏病(室间隔缺损)。既往曾患肺炎 1 次。查体:体温为 37.3,脉搏为 176 次/min,呼吸频率为 78 次/min,血压为 70/50 mmHg;神志清,反应差,呼吸急促,面色发黄鼻翼扇动,三凹征(+);两肺呼吸音粗,可闻及密集的中小水泡音,心音低钝,胸骨左缘 3~4 肋间可闻及Ⅳ/Ⅵ收缩期吹风样杂音;腹平软,肝肋下 3 cm,双下肢无水肿。

辅助检查:血常规结果为 WBC 14.8×10^{9}/L,GR 0.56,Hb 100g/L,PLT 168×10^{12}/L①。胸片结果提示心影增大肺血增多,双肺内带可见淡片状阴影。

① WBC(white blood cell count)为白细胞计数;GR(neutrophil granulocytes percentage)为中性粒细胞百分比;Hb(hemoglobin)为血红蛋白测定值;PLT(platelet count)为血小板计数。

请问：

(1)该患儿哪些症状、体征和辅助检查提示心力衰竭？

(2)目前该患儿的主要护理问题是什么？

(3)目前应采取哪些护理措施？

八、知识拓展

儿童心肺复苏的重要变化

2020 版《美国心脏学会 CPR 和 ECC 指南》对儿童心肺复苏进行了一些更新，主要包括：

(1)无论是否置入高级气道，均应持续按压，并每 2~3 s 给予 1 次人工呼吸(通气频率为 20~30 次/min)。

(2)对于需要插管的任何年龄的患者，建议使用有套囊的气管内导管(endotracheal tube，ETT)，以减少漏气现象及换管需要。

(3)为最大限度增加获得良好复苏预后的概率，应尽早给予肾上腺素。

(4)预防低体温是新生儿复苏的重要关注点。

(5)实施人员对心搏骤停患者首先尝试建立静脉通路进行给药是合理的做法，如果静脉通路尝试不成功或不可行，可以考虑改用骨内通路。新生儿在需要血管通路时，应首选脐静脉路径。

(6)建议对儿科心搏骤停存活者进行康复评估，至少在心搏骤停后第一年对儿科存活者进行持续神经系统评估是合理的做法。

课点 2.9　急性心肌梗死患者的抢救与护理

一、学习目标

(一)态度目标

1. 在面对急性心肌梗死患者时，能够展现出强烈的责任心和同情心，确保每一个治疗步骤都准确无误，同时给予患者及其家属充分的情感支持。

2. 在紧急情况下，能够迅速调整心态，保持冷静，不受外界干扰，严格按照医疗规范和抢救流程进行操作。

3 能够与团队成员有效沟通，共同协作，确保抢救工作的顺利进行，展现出专业的应急处理能力。

(二)知识目标

1. 掌握急性心肌梗死的病因、发病机制。

2. 能够辨别急性心肌梗死的临床表现，依据检查结果初步确定临床诊断。

3. 能够给予急性心肌梗死患者个性化的治疗规划。
4. 能够依据护理程序对急性心肌梗死患者进行抢救、护理及健康教育。

(三)技能目标

1. 能够熟练使用输液泵并按医嘱将药液准确、均匀地输入静脉。
2. 能够熟练使用心电图机并通过心电图准确判断患者的病情进展。
3. 能够根据案例对急性心肌梗死的患者实施抢救。

二、前置任务

扫码观看操作相关视频,完成预习。

三、操作流程

(一)密闭式静脉输液、输液泵

1. 工作流程

操作前	评估	1.评估患者的病情、局部皮肤情况、静脉情况、自理能力。 2.评估患者的心理状态和合作程度。
	核对、解释	1.核对医嘱执行单、腕带、床头卡上的床号、姓名。 2.解释用输液泵进行输液的目的、方法和注意事项，取得患者的配合。 3.备齐用物，携至病人床边。
操作中	安置输液泵	1.将输液泵固定于输液架上，安插电源线。 2.双人核对药液信息，将药液挂于输液架上，排气。 3.按电源键开机，打开输液泵门，将输液器安放于输液泵内，关闭输液泵门。 4.遵医嘱设定输液速度和输液量。
	启动输液泵	1.在穿刺部位的肢体下，铺橡胶单、治疗巾，扎止血带，选穿刺点。 2.常规消毒皮肤、待干，备输液贴，再次扎止血带，再次消毒。 3.取下输液管，取下针头，按快进键排气，对光检查确认无气泡。 4.再次核对床号、姓名、药名，嘱病人握拳，用左手拇指固定静脉，右手持针穿刺，见回血后可再顺静脉方向进针少许。 5.松止血带、松拳、松调节器，穿刺成功后，再次核对床号、姓名、药名，确认输液泵设置无误后，按输液泵上的“开始/停止”(START/STOP)键进行输液，用输液贴固定输液管路。
	嘱咐、观察	1.嘱患者及其家属不要随意搬动输液泵，不可自行调节输液泵的输液速度，输液泵报警时应及时与护士联系。 2.定期巡视、观察患者的反应、静脉有无红肿及输液泵运行情况。

操作后	整理、记录	1.协助患者取舒适卧位，将呼叫器放于患者易取处。 2.再次核对并签字。 3.记录输液名称、速度及量等。
	停止输液	1.停止输液泵时，按“开始/停止”键后，关闭调节器，打开输液泵门，从上向下取出输液管，按电源键关闭输液泵。 2.拔针，用棉签压迫针眼。 3.整理用物。 4.洗手并记录。

2. 密闭式静脉输液、输液泵相关知识点、技能点、态度点（表2-9-1）

表2-9-1　密闭式静脉输液、输液泵相关知识点、技能点、态度点

流程	内容
操作前	K:了解输液泵的基本操作原理和应用范围。 S:能够全面、准确地为患者做好使用输液泵的各项准备工作。 A:严谨求实
操作中	K:掌握输液泵的使用方法。 K:掌握输液泵的安装、固定、设置参数等具体步骤。 S:能够正确使用输液泵进行输液操作，包括安装、固定、设置参数等。 S:能够熟练、规范地进行静脉穿刺，确保穿刺方法正确。 S:能够用正确的方法解决输液泵使用中出现的各种问题。 S:能够根据具体的案例，按照正确的流程和要求使用输液泵。 A:严谨规范
操作后	K:掌握输液泵操作注意事项。 S:在使用输液泵过程中能够与患者进行有效沟通，并进行相应健康宣教。 S:能够按消毒技术规范要求分类处理使用后物品。 A:审慎耐心

3. 注意事项

（1）设定输液速度及其他必要参数时，防止因设定错误而延误治疗。

（2）随时查看输液泵的工作状态，及时排除报警、故障，防止液体输入失控。

（3）观察穿刺部位的皮肤情况，防止发生液体外渗，若出现外渗应及时给予相应处理。

（4）在使用过程中，不可随意打开输液泵门。如确实需要打开，务必先关闭输液器调节器，严防药物快速输入引起不良反应。

（5）保持输液泵清洁，及时充电。

(二)心电图机的使用

1. 工作流程

操作前	评估	1.评估患者的病情、生命体征、皮肤情况、自理能力。 2.评估患者的心理状态和合作程度。
	核对、解释	1.核对医嘱执行单、腕带、床头卡上的床号、姓名。 2.解释进行心电图检查的目的、方法和注意事项，取得患者配合。
	检查、调节	1.检查仪器各部件性能是否良好，正确连接各部件。 2.接通电源，打开心电图机电源，检查机器性能及导线；校对标准电压与走纸速度。
操作中	连接导联	1.协助患者解开上衣，暴露胸部、手腕、脚踝处皮肤。 2.在检查部位涂抹导电膏或用无菌棉签蘸生理盐水擦拭患者的前胸部、腕部和脚踝。 3.按照标准依次连接肢体及胸部导联(肢体导联：红色—右手腕部，黄色—左手腕部，绿色—左脚踝部，黑色—右脚踝部。胸部导联：V_1导联—胸骨右缘第4肋间，V_2导联—胸骨左缘第4肋间，V_2导联—V_2与V_4导联连线的中点，V_4导联—左锁骨中线上第5肋间，V_5导联—左腋前线上与V_4同一水平处，V_6导联—左腋中线上与V_4同一水平处)。 4.调整参数，指导患者平静呼吸，制动。 5.确认导联无干扰，按“开始”键启动，描记心电图。 6.确认心电图已记录完整，撤除患者身上的导联线。
操作后	安置、整理	1.用干纱布擦净患者皮肤，整理衣物。 2.协助患者取舒适卧位，整理床单位。
	洗手、记录	1.洗手，记录。 2.标出心电图导联，按顺序剪贴心电图报告单，注明病区、姓名、年龄、日期、时间，操作者签名。

2. 心电图机的使用相关知识点、技能点和态度点(表 2-9-2)

表 2-9-2　心电图机的使用相关知识点、技能点和态度点

流程	内容
操作前	K:了解心电图机的基本操作原理和应用范围。 S:能够全面、准确地为患者做好使用心电图机的各项准备工作。 A:严谨求实
操作中	K:掌握心电图机的操作流程。 K:掌握安放导联电极的方法。 S:能够正确使用心电图机并描记心电图。 S:能够用正确的方法解决心电图机使用中出现的各种问题。 S:能够根据具体的案例,按照正确的步骤和要求使用心电图机。 A:严谨规范

表 2-9-2(续)

操作后	K:掌握心电图机的操作注意事项。 S:在使用心电图机过程中能够与患者进行有效沟通,进行相应健康宣教。 S:能够按消毒技术规范要求分类处理使用后物品。 A:审慎耐心

3. 注意事项

(1)在描记心电图前,让患者先休息数分钟,对初次做心电图者应事先解释清楚操作目的,消除患者的恐惧心理及精神紧张。

(2)在描记心电图时一般取平卧位,不能平卧者可取半坐位或坐位。

(3)患者应保持安静,切勿谈话、移动体位及过度呼吸。

(4)在描记心电图时,应随时观察患者情况,一旦病情突变,应立即处理,在不影响治疗的前提下,尽可能描记一份各导联完整的心电图,供抢救治疗参考。

四、教学内容

(一)动脉粥样硬化及其基本病理变化

1. 动脉粥样硬化

动脉粥样硬化(atherosclerosis,AS)主要侵袭大、中动脉血管,其病理进程起始于动脉内膜的一系列变化。起初,脂质在动脉内膜上逐步沉积,随后引发局部纤维组织增生,最终形成粥样斑块。这些病变致使动脉管壁厚度增加、质地变硬,血管弹性显著降低,管腔内径变窄,进而引发一系列严重程度不一的继发性病变。

2. 基本病理变化

(1)脂纹脂斑

脂纹脂斑是动脉粥样硬化初期的特征性病变。肉眼观察,其呈现为微小的黄色斑点,或是宽度为 1~2 mm 的细条纹,这些条纹或平坦地附着于动脉内膜表面,或微微隆起,在血管分支开口这类血流动力学复杂的区域更为常见。脂纹脂斑属于可逆性病变,若及时消除致病因素,病变有可能逐渐消退。

(2)纤维斑块

随着病情进展,脂纹进一步发展成纤维斑块。在动脉内膜处,可观察到散在分布、形状不规则的隆起斑块。早期纤维斑块呈浅黄色或灰黄色,随着时间推移,斑块表层的胶原纤维不断增多并发生玻璃样变性,其颜色逐渐转变为瓷白色,质地如同蜡滴般。

(3)粥样斑块

粥样斑块是在纤维斑块的基础上发展而来的典型病变。当纤维斑块深层组织发生坏死,并与脂质充分混合后,便形成了粥样物质,医学上也将其命名为粥瘤(atheroma)。从外观上看,粥样斑块明显隆起于动脉内膜表面,呈灰黄色,多个粥样斑块可相互融合。对其切面进行观察,可见大量脂质与坏死崩解物质混合形成的黄色粥糜样物质。

(4)继发性病变

①斑块内出血

斑块内出血通常是由粥样斑块底部及边缘新生的毛细血管破裂导致。一旦出血,便会在斑块内形成血肿,致使斑块体积迅速增大,向动脉管腔内突出,严重时可致血管腔完全闭塞,引发相应器官的急性供血中断,最终因缺血而继发梗死。

②斑块破裂

当斑块表面的纤维束结构发生破裂时,会形成粥瘤样溃疡。此时,内皮下的胶原纤维暴露,极易激活凝血系统,引发血栓形成;同时,粥样物质进入血流,可能导致血管栓塞。

③血栓形成

血栓的形成常常继发于粥瘤样溃疡。在溃疡处形成的血栓会进一步阻塞血管,从而导致相应器官梗死。

④钙化

在陈旧性的动脉粥样硬化病灶中,常可观察到钙化现象。随着病程进展,粥样斑块内会逐渐出现钙盐沉积,使得动脉壁变硬、变脆,进一步增加血管破裂的风险。

⑤动脉瘤形成

随着粥样斑块不断增大,中膜平滑肌逐渐萎缩,动脉壁的弹性显著降低,无法承受血流的压力。在这种情况下,动脉管壁局部会向外膨出,形成瘤样肿块,即动脉瘤。动脉瘤一旦破裂,将导致严重的大出血,危及生命。

(二)心肌梗死

依据心肌梗死对心肌组织累及的范围和深度,可将其分为心内膜下心肌梗死和透壁性心肌梗死两种主要类型。

1. 内膜下心肌梗死

心内膜下心肌梗死主要影响心室壁内侧 1/3 的心肌组织,同时也会影响肉柱和乳头肌。病变通常呈现为多发性、小灶性坏死。病情严重时,多个小灶性坏死区域会相互融合,累及整个心内膜下心肌,这种特殊情况被称为环状梗死。

2. 透壁性心肌梗死

透壁性心肌梗死是心肌梗死中最典型的类型,也被称为区域性心肌梗死。其病灶体积较大,梗死深度可达室壁 2/3 甚至全层。在临床上,透壁性心肌梗死最常发生于左心室。其中,发生于左冠状动脉前降支供血区(即左心室前壁、心尖部及室间隔前 2/3)的病例约占全部心肌梗死病例的 50%;而约 25%的心肌梗死发生在右冠状动脉供血区,即左心室后壁、室间隔后 1/3 及右心室。

3. 病理变化

心肌梗死大多属于贫血性梗死。在梗死后的 6 h 内,梗死灶呈现苍白色;随着时间推移,8~9 h 后,梗死灶颜色逐渐转变为土黄色。通过光镜观察,早期可发现心肌纤维发生凝固性坏死,间质出现明显水肿,并伴有中性粒细胞浸润。在梗死后 4 d 左右,梗死灶外围开始出现充血、出血带;7~14 d 时,梗死灶边缘开始出现肉芽组织,或肉芽组织逐渐向梗死灶内生长;3 周后,肉芽组织开始纤维化,逐渐形成瘢痕组织。此外,心肌梗死后,血清中的肌酸激酶[creatine kinase,又称肌酸磷酸激酶(creatine phosphokinase,CPK)]、乳酸脱氢酶(lactate dehydrogenase,LDH)、谷草转氨酶(glutamic-oxaloacetic transaminase,GOT)的浓度会显著升高,这些指标的变化对于心肌梗死的诊断和病情监测具有重要意义。

4.急性心肌梗死的应急处理

(1)应急处理——针对首优问题采取的护理措施

①休息与活动

发病12 h内,患者需严格遵医嘱绝对卧床休息。病房应保持安静,严格限制探视,避免外界因素干扰患者休息。护理人员需全面协助患者完成进食、洗漱、大小便等日常活动,并向患者及其家属耐心解释,说明充分休息能够有效降低心肌耗氧量,抑制交感神经兴奋,对缓解疼痛、稳定病情意义重大,以此争取患者及其家属的积极配合。若无并发症,24 h后遵医嘱协助患者在床上开展简单肢体活动,如翻身、四肢关节屈伸运动,促进血液循环,预防血栓形成。第3日,在护理人员的陪同下,患者可在室内缓慢行走,活动时间和距离依患者耐受程度逐步增加。第4~5日,患者可适当增加活动量,每日进行3次步行锻炼,每次步行距离控制在100~150 m,以患者不感到疲劳、心慌、气短等不适为度。若患者存在心律失常、心力衰竭等并发症,需遵医嘱延长卧床时间,待病情稳定后再逐步增加活动量。

②疼痛护理

护理人员应严格遵医嘱,及时给予患者吗啡、哌替啶等强效镇痛药物。在给药过程中,密切监测患者呼吸、血压、心率等生命体征,警惕呼吸抑制、低血压等不良反应。必要时,依据患者疼痛程度和身体反应,遵医嘱在规定时间内重复给药。同时,应采用静脉滴注或微量输液泵持续泵入硝酸甘油的方式,扩张冠状动脉,增加心肌供血,缓解疼痛。在使用硝酸甘油时,应严格控制药物输注速度,初始速度一般为5~10 μg/min,随后遵医嘱,根据患者血压、心率及疼痛缓解情况进行调整。护理人员应密切监测患者血压的变化,确保收缩压维持在100 mmHg以上,避免因血压过低而导致心肌灌注不足。

③给氧

对心绞痛发作及急性心肌梗死患者应立即用鼻导管给氧,氧流量为2~5 L/min,可根据血氧饱和度监测调整氧流量,以增加心肌供氧,改善心肌缺血,减轻缺血症状和疼痛症状。

④病情观察

心肌梗死患者需入住冠心病监护治疗病房(coronary care unit,CCU)。医护人员借助先进的医疗监测设备,对患者的心电图、血压、呼吸、心率、血氧饱和度等生命体征进行24 h不间断的实时监测;同时,密切观察患者的神志、面色、末梢循环等情况。护理人员应遵医嘱定期检测患者血清心肌坏死标记物,如肌钙蛋白、肌酸激酶同工酶等,评估其心肌损伤程度和病情进展。对于病情不稳定或存在高危因素的患者,必要时应遵医嘱进行血流动力学监测,如监测中心静脉压、肺动脉楔压等指标,为医生制定治疗方案提供准确依据。护理人员在监测过程中需具备敏锐的观察力,及时发现心律失常、休克、心力衰竭等并发症的早期迹象。如发现患者出现心悸、胸闷、头晕、血压下降、呼吸困难等症状,护理人员应立即通知医生,并配合医生进行紧急处理;同时,应确保各类急救药品和设备处于随时可用的备用状态,以随时应对突发情况。

⑤溶栓的护理

在进行溶栓治疗前,护理人员需详细询问患者病史,重点排查是否存在溶栓禁忌证,如患者近期是否有活动性出血、出血倾向,是否患有消化性溃疡、脑血管疾病,近期是否接受过大手术或受外伤等。同时,护理人员应遵医嘱完善相关实验室检查,包括血小板计数、出凝血时间、血型鉴定等,并做好配血准备。此外,护理人员还应向患者及其家属详细介绍溶栓治疗的目的、方法、注意事项以及可能出现的风险和并发症,取得患者及其家属的理解和同意,并签署知情同意书。

护理人员应严格遵医嘱准确配置溶栓药物,并确保药物在规定时间内匀速输注。在输注过程中,护理人员应密切观察患者反应,如患者是否出现胸痛缓解、恶心、呕吐、发热等症状。用药后,护理人员应遵医嘱定期监测患者的心肌酶谱和心电图的变化,评估溶栓效果。一般来说,溶栓成功的标志包括胸痛症状在 1~2 h 内明显缓解,心电图 ST 段在 2 h 内回落超过 50%,血清心肌酶峰值提前出现等。同时,护理人员应密切观察患者是否出现过敏反应,如皮疹、瘙痒、呼吸困难等,以及皮肤、黏膜、消化道、泌尿系统等部位有无出血倾向。一旦发现异常情况,应立即停止溶栓治疗,并通知医生进行相应处理。

⑥经皮冠状动脉腔内成形术的术后护理

经皮冠脉介入术(即冠状动脉介入治疗,percutaneous coronary intervention,PCI)包括经皮冠状动脉腔内成形术(即冠状动脉球囊扩张术,percutaneous transluminal coronary angioplasty,PTCA)和经皮冠状动脉内支架植入术(percutaneous intracoronary stent implantation)等。PTCA 术后应防止出血与血栓形成。停用肝素 4 h 后,复查患者全血凝固时间,若凝血时间在正常范围内则拔除动脉鞘管,压迫止血、加压包扎,使患者继续卧床 24 h,术肢制动。护理人员应严密观察患者的生命体征、足背动脉搏动情况、鞘管留置部位有无出血或血肿。

(2)康复期护理

①饮食护理

患者起病后 4~12 h 内,胃肠功能相对较弱,此时宜遵医嘱接受流质饮食,如米汤、菜汤、果汁等,以减轻胃肠负担。随着病情恢复,其饮食可逐渐过渡到半流质饮食,如粥、面条、蒸蛋等;2~3 d 后改为软食。患者饮食应遵循低热量、低脂、低胆固醇、低盐、高维生素、清淡易消化的原则,减少动物脂肪、胆固醇和钠盐的摄入,增加蔬菜、水果、全谷物等富含膳食纤维和维生素的食物的摄入;采用少量多餐的进食方式,避免过饱,每餐七八分饱即可,以减轻心脏负担。同时,患者要戒烟限酒,避免饮用浓茶、咖啡等刺激性饮料。

②排便护理

患者在康复期容易出现便秘,而用力排便会增加心脏负担,诱发心律失常、心力衰竭等并发症。因此,培养患者规律的排便习惯至关重要。护理人员应指导患者养成每日定时排便的习惯,一般可选择在早餐后半小时尝试排便。护理人员应鼓励患者多食用富含膳食纤维的食物,如蔬菜、水果、粗粮等,增加粪便体积,促进肠道蠕动;同时,适当增加患者饮水量,每日饮水量一般为 1 500~2 000 mL,以保持肠道湿润。对于排便困难的患者,护理人员可遵医嘱给予开塞露、乳果糖等润肠通便药物,必要时可进行低压灌肠,但要避免使用刺激性较强的泻药,以免引起患者不适。

③心理护理

患者在患病后往往会出现焦虑、恐惧、抑郁等不良情绪,这些情绪会对患者的病情恢复和生活质量产生负面影响。因此,护理人员应关注患者的心理状态,及时给予心理支持和疏导。在患者疼痛发作时,护理人员应陪伴在患者身边,给予安慰和鼓励,让患者感受到关爱和支持。同时,护理人员可通过与患者沟通交流,了解其心理需求和担忧,向患者介绍疾病的相关知识、治疗进展和康复案例，增强患者战胜疾病的信心。此外，护理人员还可鼓励患者家属多陪伴患者，给予患者情感上的支持。

(3)健康教育

①知识宣教

护理人员应指导患者积极治疗高血压、高血脂、糖尿病等基础疾病，严格遵医嘱服用降压药、降脂药、降糖药等，定期监测血压、血脂、血糖等指标，将各项指标控制在理想范围内。同时，护理人员应帮助患者认识到吸烟、过量饮酒、肥胖等不良生活习惯对心血管健康的危害，鼓励患者戒烟限酒、控制体重。

②生活指导

护理人员应引导患者养成规律的生活习惯，保证充足的睡眠，每日睡眠时间一般为 7~8 h；合理安排作息时间，避免过度劳累和熬夜。在日常生活中，患者应注意避免诱发因素，如饱餐、寒冷刺激、情绪激动等；洗澡时，水温不宜过高或过低，时间不宜过长，一般控制在 15~20 min，并应避免在饱餐或饥饿时洗澡。此外，患者在洗澡或如厕时，不要将卫生间上锁，以便在紧急情况下能够及时获得帮助。

③饮食指导

护理人员应指导患者长期坚持合理的饮食结构，以低热量、低脂、低胆固醇、低盐、高维生素、清淡易消化的食物为主；增加蔬菜、水果、全谷物、鱼类、豆类等食物的摄入，减少动物脂肪、胆固醇和钠盐的摄入；避免食用辛辣、油腻、刺激性食物，以及高糖饮料和加工食品；采用少量多餐的进食方式，控制每餐的进食量，避免过饱。同时，患者应注意饮食的均衡和多样化，保证营养摄入的全面和充足。

④用药指导

护理人员应向患者强调严格遵医嘱服药的重要性，详细介绍每种药物的名称、作用、用法、用量、不良反应及注意事项；帮助患者学会自我观察药物的治疗效果和不良反应，如服用降压药后要注意监测血压变化，服用抗血小板药物后要注意观察有无出血倾向等；叮嘱患者随身携带常用药物和急救药品，如硝酸甘油、速效救心丸等，并告知患者在出现胸痛、心悸等不适症状时应如何正确使用；提醒患者定期前往医院门诊复查，根据病情调整治疗方案。

⑤教会患者和家属紧急自救方法

当患者出现胸痛、胸闷、心悸等疑似心肌梗死发作的症状时，应立即就地坐下或躺下休息，保持安静，避免紧张和焦虑。同时，患者或其家属应迅速拨打急救电话“120”，准确告知急救人员患者的病情和所处位置。在等待急救人员到来的过程中，若患者有条件，可立即吸氧，增加心肌供氧量。同时，患者可舌下含服硝酸甘油、异山梨酯等药物，若症状未缓解，可每隔 5~10 min 重复含服一次，但要注意观察药物的不良反应。此外，患者也可舌下含服速效救心丸、复方丹参滴丸等中成药，以缓解症状。

五、学习产出

(一)技能考核评分标准

技能考核中，85 分及以上为合格(表 2-9-3~表 2-9-5)。

表 2-9-3　密闭式静脉输液操作评分标准(2)

项目		操作标准要求	分值	扣分
准备(6分)	护士	着装规范、整洁(1分),洗手、戴口罩(1分)	2	
	用物	治疗盘、一次性输液器、一次性止血带、一次性治疗巾、药液(塑瓶液体)、输液卡、输液贴、备用头皮针、手消毒液、小桶2个、利器盒等(少一件扣1分)	4	
评估(4分)	患者	查对床号、姓名(1分),评估患者(1分),询问需要(1分)	3	
	环境	口述:病室内温湿度适宜、安静整洁、光线适中等(1分)	1	
实施(80分)		核对输液卡(1分),药液(有效期、瓶盖、瓶体、溶液)(2分)	3	
		取棉签方法正确(1分),无污染(1分)	2	
		蘸消毒液适宜(1分),无污染(1分),无倒置(1分),及时盖碘伏瓶盖(1分)	4	
		消毒瓶塞至瓶颈2遍,方法正确(2分),无污染(1分),未跨越无菌区(1分)	4	
		检查输液器有效期及质量(2分),正确取出输液器(1分),将针头插入瓶塞至根部,无污染(1分),再次查对(2分)	6	
		携用物至病床,核对(1分),解释(1分)	2	
		一次性排气成功(第一次排气勿去针套及排出液体)(5分),关闭调节器(1分),针头放置妥当(2分)	8	
		让患者取舒适体位(1分),铺治疗巾(1分),备输液贴(1分),选择血管(2分)	5	
		在穿刺点上方6 cm处扎止血带(2分),嘱握拳(1分)	3	
		取棉签方法正确(1分),蘸消毒液适宜(1分)无污染(1分)无倒置(1分),及时盖碘伏瓶盖(1分)	5	
		消毒皮肤2遍(1分),方法正确(1分),范围直径>5 cm(1分),再次查对药液、姓名(1分)	4	
		去除针套(1分),二次排气(1分),无污染(2分)	4	
		绷紧皮肤(1分),穿刺点及进针角度符合要求(2分),送针方法正确(1分)	4	
		穿刺一次成功(6分),嘱患者松拳(1分),松止血带(1分),松调节器(1分),判断液体滴的是否通畅(1分),患者有无肿胀、疼痛(1分),输液贴固定是否牢固、美观(2分)	13	
		根据年龄、病情、药物性质调节滴速(3分)	3	
		清理用物(1分)、整理床单位(2分)	3	
		洗手(1分)、再次核对无误后(1分)、填写输液卡(1分)	3	
		交代须知(2分)、表示谢意(1分)、正确处理用物(口述)(1分)	4	
评价(10分)		沟通有效(1分)、无菌观念强(3分)	4	
		操作前中后均认真执行查对制度(2分),节时、省力(1分)	3	
		物品放置合理(1分),操作熟练、轻巧、规范(2分)	3	
		操作时间:8 min完成。若未完成,未完成操作分值全部扣除		

注:物品与皮肤的消毒均为2遍。

表 2-9-4　静脉血标本采集评分标准

项目		操作要求	分值	扣分标准	扣分	得分
评估	患者准备	1. 核对患者，向患者解释操作目的	7	2(未核对、解释，扣分)		
		2. 充分评估患者病情；全面评估治疗情况		2(未评估，扣分)		
		3. 评估采血部位的皮肤、静脉情况		2(未评估，扣分)		
		4. 评估患者心理、知识水平、配合程度		1(未评估，扣分)		
	环境准备	整洁、安静、安全；温度、湿度适宜，光线适中	2	2(未陈述，扣分)		
计划	护士准备	1. 着装规范	2	1(衣帽不整，扣分)		
		2. 洗手、戴口罩		1(未洗手、戴口罩，扣分)		
	用物准备	1. 备物齐全、准确	4	2(少一件，扣 1 分，扣完为止)		
		2. 放置合理		2(放置不合理，扣分)		
实施	采血前	1. 核对医嘱，试管选择准确	6	3(不准确，扣分)		
		2. 血管选择合适		3(不合适，扣分)		
	采血中	1. 查对内容和方法正确	40	2(不正确，扣分)		
		2. 患者体位舒适，采血部位暴露充分		2(体位不适宜，扣分)		
		3. 扎止血带方法正确		2(不正确，扣分)		
		4. 消毒规范		2(不规范，扣分)		
		5. 再次核对准确		2(不准确，扣分)		
		6. 嘱患者轻握拳，皮肤绷紧		2(未实施，扣分)		
		7. 进针角度、手法、深度正确，一次穿刺成功		10(未成功，扣分)		
		8. 固定手法正确		2(不正确，扣分)		
		9. 真空采血管连接正确		2(不正确，扣分)		
		10. 采集顺序、血量正确		6(不正确，扣分)		
		11. 松止血带、松拳及时		2(未实施，扣分)		
		12. 拔针、按压方法正确		2(不正确，扣分)		
		13. 抗凝试管混匀方法正确		2(不正确，扣分)		
		14. 再次核对准确		2(不准确，扣分)		
	采血后	1. 观察患者反应方法正确	8	2(未观察，扣分)		
		2. 协助患者取舒适卧位		3(未安置卧位，扣分)		
		3. 告知患者注意事项		3(未告知，扣分)		
	整理记录	1. 整理床单位符合要求	6	2(未整理，扣分)		
		2. 清理用物，污物处理正确(符合医疗废物处理原则)		2(未清理，扣分)		
		3. 洗手、记录方法正确		2(未洗手、未记录，扣分)		

表 2-9-4(续)

项目		操作要求	分值	扣分标准	扣分	得分
评价	操作质量	1. 操作熟练、正确、轻稳	10	3(酌情,扣分)		
		2. 态度认真,关爱患者,无菌观念强		4(酌情,扣分)		
		3. 沟通技巧运用恰当		3(酌情,扣分)		
	操作时间	时间 15 min	5	5(每超时 30 s,扣 1 分)		
	知识提问	回答正确、全面	10	10(酌情,扣分)		
总分			100			

(二)其他

以个人为单位考核,考核地点为医院或社区,考核内容为密闭式静脉输液、输液泵的操作以及心电图机的使用。在学生操作的过程中,判断学生的操作是否规范;是否能够正确进行输液泵的操作以及心电图机的使用;是否能够与患者进行有效沟通,减轻患者恐惧心理,缓解患者不适;是否能够按照消毒技术规范要求分类处理使用后物品等。同时,对学生的操作速度、熟练程度、操作过程中的安全意识和应急处理能力等方面进行评价。准确率达到 85%及以上为合格。

本课点旨在培养学生高度的责任心和同情心,使学生在紧急情况下能够保持冷静并专业地进行应急处理,同时,使学生关注患者的心理需求,给予必要的安慰、支持,展现人文关怀精神。

六、课后作业

患者:女性,72 岁,因间断胸闷、心慌 15 年,突发剧烈胸痛 30 min 急诊入院。患者于 30 min 前无明显诱因突然出现剧烈胸痛,疼痛呈紧缩感,向颈部放射,伴有头晕、乏力、呼吸困难,无咳嗽、咳痰,自行服用速效救心丸后症状未缓解,精神极度紧张,遂呼叫急救车送至医院,初步诊断为急性心肌梗死,收入 CCU。

入院检查结果:心率为 108 次/min,呼吸频率为 28 次/min。其在入院后即刻进行心电图检查,结果显示为窦性心动过速,ST 段呈弓背向上显著抬高,T 波低平。血清心肌坏死标记物检测结果显示,肌酸激酶同工酶为 60 U/L。冠状动脉 CT 血管造影检查提示右冠状动脉近端完全堵塞。

患者既往有糖尿病病史 10 年,5 年前在一次爬山后出现心前区闷痛,持续约 10 min,休息后逐渐缓解。此后,类似症状时有发作,多在剧烈运动或情绪波动后出现,每次发作持续时间 3~8 min,经休息或含服硝酸甘油可缓解。

请问：

(1)该患者主要的护理诊断/问题是什么？其中首优问题是什么？

(2)患者被送至病房后，针对首优护理问题，护士应立即采取什么护理措施？

(3)若患者胸前区疼痛、恶心，此时应采取什么处理措施？

(4)为促进患者舒适和康复，还应进一步采取哪些护理措施？

(5)如何对患者及其家属进行健康教育？

七、知识拓展

冠状动脉介入性诊断及治疗技术

(一)冠状动脉造影

冠状动脉造影(coronary angiography，CAG)是一项用于清晰呈现冠状动脉形态与结构的重要诊疗技术。其操作过程是：选用特制定型的心导管，经桡动脉、股动脉或肱动脉(当下经桡动脉途径最为常用)将导管送至主动脉根部，随后将其精准地分别插入左、右冠状动脉口，再注入造影剂。造影剂能够使冠状动脉及其主要分支在影像学设备下清晰显影，医生借此可直观地观察冠状动脉是否存在狭窄、堵塞、畸形等病变情况，为后续的诊断与治疗方案制定提供关键依据。

(二)经皮冠状动脉腔内成形术(PTCA)

经皮冠状动脉腔内成形术是在完成冠状动脉造影、明确狭窄病变部位后开展的介入治疗手段。其具体操作是：把带球囊的导管经由外周血管准确地送入冠状动脉并抵达狭窄节段。通过扩张球囊，对狭窄的管腔产生机械性扩张作用，使管腔内径增大，从而改善冠状动脉的血流灌注，缓解心肌缺血症状。PTCA 是冠状动脉介入治疗的基础方式。

近年来，药物涂层球囊(drug coated balloon，DCB)作为一种新兴的介入治疗技术，在冠心病分叉病变及再狭窄病变的治疗中得到广泛应用。DCB 的作用原理是：通过在局部向冠状动脉血管壁释放抗增殖药物，有效抑制血管内膜的异常增生，进而维持冠状动脉管腔的通畅。与传统介入治疗方法相比，DCB 治疗避免了异物永久性置入冠状动脉，为患者在必要时的后续治疗保留了更多的选择和机会。

(三)经皮冠状动脉内支架植入术

经皮冠状动脉内支架植入术是指将由不锈钢或合金材料精心制成的支架植入病变的冠状动脉内部。支架能够对冠状动脉管壁起到支撑的作用，使管腔保持开放状态，确保血液能够顺畅流通。这项技术是在 PTCA 的基础上发展起来的。在 PTCA 术后，冠状动脉存在急性闭塞及后期再狭窄的风险，而支架植入术的目的正是有效防止和减少这些不良情况的发生，进一步保障冠状动脉的血流通畅，提升患者的治疗效果和生活质量。

课点 2.10　急性心力衰竭患者的抢救与护理

一、学习目标

（一）态度目标

1. 面对急性心力衰竭的紧急情况，能够迅速做出判断，果断采取行动，同时保持高度的责任心，确保每一个抢救步骤都准确无误。

2. 在抢救过程中，能够与团队成员紧密合作，共同应对挑战。

3. 关注患者的心理需求，给予安慰和支持，展现人文关怀精神。

（二）知识目标

1. 掌握急性心力衰竭的病因、发病机制。

2. 能够辨别急性心力衰竭的临床表现，依据检查结果初步确定临床诊断。

3. 能够给予急性心力衰竭患者个性化的治疗规划。

4. 能够依据护理程序对急性心力衰竭患者进行抢救、护理及健康教育。

（三）技能目标

1. 能够熟练使用微量注射泵并按医嘱准确控制和调节输注速度，将小剂量药持续、匀速、定量、准确地注入人体静脉。

2. 能够熟练使用心电监护仪并根据患者的心率、心律、血压及末梢血氧饱和度判断患者的病情变化。

3. 能够根据案例对急性心力衰竭的患者实施抢救。

二、前置任务

扫码观看操作相关视频，完成预习。

三、操作流程

(一)微量注射泵的使用

1. 工作流程

操作前	评估	1.评估患者的年龄、病情、性别、体重、意识状态。 2.评估患者的自理能力、配合程度。 3.评估患者的静脉输液通路。
	准备泵和药	1.仔细检查微量注射泵的性能。 2.根据医嘱配好药液，将药液抽入到50 mL注射器中，放入带盖方盘。
操作中	核对、解释	1.携用物至患者床旁，核对医嘱执行单，腕带，床头卡上的床号、姓名。 2.向患者解释操作的目的，取得患者的理解和配合。
	固定、连接电源	1.将微量注射泵固定在输液架上。 2.接通电源，打开注射泵开关，检查微量注射泵性能。 3.连接延长管，固定注射器于微量注射泵槽内，排气。
	调参数、连接	1.调节微量注射泵参数。 2.确认静脉通路通畅，消毒、连接。
	启动、观察	1.启动微量注射泵。 2.观察微量注射泵的工作状态。 3.观察患者用药后反应，发现异常及时报告医生配合处理。 4.发现微量注射泵报警应及时处理，以免影响治疗及微量注射泵的运行。
	告知	1.协助患者取舒适卧位。 2.告知患者注意事项。
	输注完毕	1.再次核对患者相关信息。 2.按停止键，关机，取下泵用注射器及连接管。 3.对于停止输液者，拔出针头，按压注射点至不出血为止。
操作后	整理	1.协助患者取舒适体位，整理床单位。 2.清理用物。
	用物处置	1.整理用物，分类处理。 2.用75%乙醇溶液擦拭注射泵，保持其清洁，备用。 3.洗手、记录。

2. 微量注射泵的使用相关知识点、技能点、态度点(表 2-10-1)

表 2-10-1　微量注射泵的使用相关知识点、技能点、态度点

流程	内容
操作前	K:了解微量注射泵的基本操作原理和应用范围。 S:能够全面、准确地为患者做好使用微量注射泵的各项准备工作。 A:严谨求实
操作中	K:掌握微量注射泵的使用方法。 K:掌握微量注射泵的安装、固定、设置参数等具体步骤。 S:能够正确使用微量注射泵进行输液操作,包括安装、固定、设置参数等。 S:能够熟练、规范地进行静脉穿刺,确保穿刺方法正确。 S:能够用正确的方法解决微量注射泵使用中出现的各种问题。 S:能够根据具体的案例,按照正确的流程和要求使用微量注射泵。 A:严谨规范
操作后	K:掌握微量注射泵的操作注意事项。 S:在使用微量注射泵过程中能够与患者进行有效沟通,并进行相应健康宣教。 S:能够按消毒技术规范要求分类处理使用后物品。 A:耐心关怀

3. 注意事项

(1)使用微量注射泵时宜单独建立静脉通路,因为多种药物联合应用时,药物间易出现配伍禁忌,这会导致药物疗效降低,甚至产生副作用。

(2)切勿在同一静脉留置针肝素帽处插入 2~3 个通道,避免输液速度及压力或推药等其他操作影响药物泵入,使药物浓度忽高忽低,影响血药浓度,进而引起患者病情变化,延误治疗,或使患者出现不良反应。

(3)注射开始后应严格无菌操作,连续输液者 24 h 更换注射器和泵管一次,若有污染要及时更换。

(4)每次调整输液速度后,勿忘再按启动键。

(5)彻底排尽延长管内空气,并注意节约药液。及时更换药液,保持药物的连续性。更换药液时应先关闭静脉通道,暂停注射,取出注射器,更换新的药液,复查注射程序无误后,再打开静脉通道,启动微量注射泵。注射泵报警时要及时查找原因,如是否有管道堵塞、管道内有气泡、断电、液体走空等,并予以相应处理。

(二)心电监护

1. 工作流程

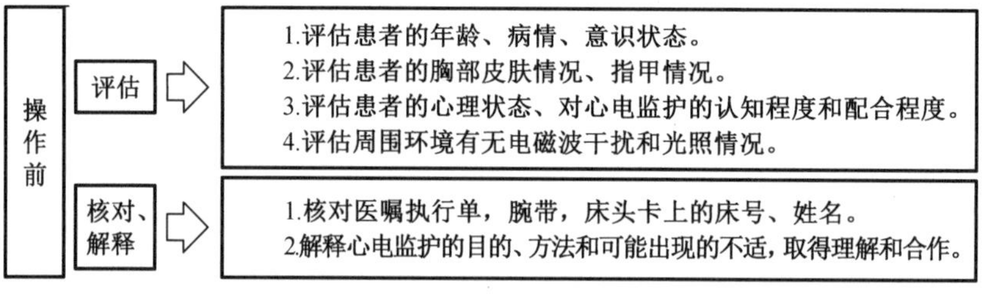

阶段	步骤	内容
操作中	准备仪器	1.取出心电导联线，将其插头凸面对准面板上的“心电”插孔的凹槽插入。 2.打开电源开关，观察心电监护仪运作是否正常。
	定位	1.协助患者取平卧位，解开上衣，暴露前胸。 2.确定电极安装部位。 3.用75%乙醇棉球擦拭安装电极部位皮肤。
	安放电极	1.正确放置电极片，注意避开伤口和敷料。 右上(RA)：右锁骨中线第1肋间； 左上(LA)：左锁骨中线第1肋间； 左下(LL)：左锁骨中线平剑突处； 右下(RL)：右锁骨中线平剑突处； 中间(C)：胸骨左缘第4肋间。 2.协助患者穿好衣服，注意为其保暖。
	测血压	1.将血压计袖带缚于患者的右(左)上臂肱动脉搏动上两横指处，按下“启动”键，进行血压测量。 2.读取显示屏上出现的血压数值。
	测血氧	1.将血氧饱和度探头置于患者左(右)指端，使有灯泡(光束)面位于患者的指甲背面。 2.读取显示屏上出现的血氧饱和度曲线和数值。
	设置参数	1.选择P、QRS和T波显示较清晰的导联，一般选用Ⅱ导联。 2.调节心电图振幅。 3.打开警报系统，根据患者情况设定各监护参数的报警界限(一般设定：收缩压为80~150 mmHg，舒张压为50~90 mmHg，心率为每分钟50~120次，呼吸为每分钟10~30次，血氧饱和度为90%~100%)。
	记录、告知	1.观察监护仪显示屏上显示的参数，洗手，记录各数值。 2.发现异常应及时报告医生。 3.询问患者的感受，向患者及其家属交待注意事项，叮嘱不要自行移动或摘除电极片，避免在监护仪附近使用手机，不可随意摘除传感器，如电极片部位皮肤有疼痛感或机器报警应及时报告医护人员。
	停机	1.核对患者相关信息，向患者解释操作目的。 2.关闭监护仪，断开电源。 3.去除血压计袖带、血氧饱和度探头。 4.分离导联线与电极片，去除电极片。
操作后	整理	1.检查并清洁患者的局部皮肤。 2.协助患者穿好衣服，取舒适卧位，整理床单位。
	用物处置	1.整理用物，对用后物品分类处理。 2.用75%乙醇溶液擦拭监护仪及导线，保持其清洁，备用。 3.洗手、记录。

2. 心电监护相关知识点、技能点和态度点(表 2-10-2)

表 2-10-2 心电监护相关知识点、技能点和态度点

流程	内容
操作前	K:了解心电监护的基本操作原理和应用范围。 S:能够全面、准确地为患者做好使用心电监护仪的各项准备工作。 A:严谨求实
操作中	K:掌握心电监护仪的使用方法。 K:掌握心电监护的安装、固定、设置参数等具体步骤。 S:能够正确进行心电监护的操作。 S:能够用正确的方法解决心电监护仪使用中出现的各种问题。 S:能够根据具体的案例,按照正确的流程和要求实施心电监护。 A:严谨规范
操作后	K:掌握心电监护操作的注意事项。 S:在进行心电监护过程中能够与患者进行有效沟通,并进行相应健康宣教。 S:能够按消毒技术规范要求分类处理使用后物品。 A:耐心关怀

3. 注意事项

(1)注意清洁患者胸部皮肤,保证电极片与皮肤表面接触良好。

(2)应将电极片贴于患者胸部正确位置。对于躁动者,可适当给予约束。应固定好电极和导线,避免导线打折或缠绕。

(3)选择波形清晰、无干扰的导联,正确设置报警参数。

(4)在操作过程中,注意观察电极片部位皮肤情况,定时更换电极片,避免皮肤损伤。粘贴电极片时应避开心电除颤部位。

(5)注意为患者保暖,保护患者隐私。

四、教学内容

(一)急性心力衰竭的发病机制

心排血量由心率与每搏量共同决定,二者中任何一个因素发生变化,都会对心排血量产生影响。在心率保持稳定的情况下,心室每次收缩所射出的每搏量,主要取决于心肌纤维收缩的程度和速度,同时也受其他多种因素的调控。

1. 每搏量

(1)前负荷(preload)

心室肌收缩前所承受的负荷即为前负荷,其决定心室肌在收缩前的初长度。在心脏的整体生理活动中,心室肌的初长度与心室舒张末期容积密切相关。在心室舒张末期进行压力测量比心室容积测量更便捷,临床常以心室舒张末期压力表示前负荷。但需明确,心室舒张末期容积与心室舒张末期压力呈直线相关时，以此代表前负荷才可靠，否则会导致对前负荷的错误判断。

在正常生理状态下，心室舒张末期心房内压力与心室舒张末期压力近乎相等，且心房内压力的检测更简便，因此，心室舒张末期心房内压力可代表心室前负荷。从这一角度来说，前负荷、初长度、心室舒张末期容积、心室舒张末期压力及心室舒张末期心房内压力在一定程度上表达了相同的生理概念。

(2)后负荷(afterload)

心室肌开始收缩时所面临的动脉血压即为后负荷。在心率、心肌初长度及心肌收缩能力维持恒定的条件下，动脉血压升高，等容收缩期室内压力峰值升高，等容收缩期延长，射血期相应缩短。同时，心室肌收缩时缩短的程度和速度减小，射血速度减慢，每搏量减少。反之，动脉血压降低，每搏量增加。

研究表明，正常成人的主动脉血压在 80~170 mmHg 范围内波动时，心排血量无明显变化。这是因为人体内存在复杂的调节机制：动脉血压升高致每搏量减少时，心室内剩余血量增加，机体通过 Starling 机制(心脏的异长自身调节)使每搏量恢复正常；动脉血压持续稳定在较高水平时，心肌通过增强自身的收缩能力来维持正常每搏量。但动脉血压长期过高，心室肌长期承受高强度负荷，会导致逐渐出现心肌肥厚等病理性改变，最终导致心脏泵血功能减退。当动脉血压超过 170 mmHg 时，心排血量显著下降。

(3)心肌收缩能力(myocardial contractility)

心肌收缩能力是心肌不依赖前、后负荷变化，自主改变自身力学活动的内在特性。交感神经兴奋或血液中儿茶酚胺含量增多时，心室功能曲线向左上方移动，张力-速度曲线向右上方移动。这表明在相同前负荷条件下，每搏量和搏功增加；在相同后负荷条件下，心肌收缩时缩短的速度加快，每搏量和搏功也增加。这种不依赖心肌初长度改变，仅通过调节心肌自身收缩能力实现心脏泵血功能的调节方式，称为等长调节(homometric regulation)。

2. 心率

(1)安静状态下，正常成人心率通常维持在 60~100 次/min。但在不同生理条件下，心率变化显著。新生儿的心率较快，随年龄增长逐渐减缓，到青春期基本接近成人水平。成年女性的心率通常比同龄男性略快。经常参加体育运动或从事体力劳动的人，其静息心率相对较慢。同一个体，其在安静或睡眠时心率较慢，在运动或情绪激动时心率明显加快。

(2)在一定范围内，心率加快可使心排血量增加，但心率超过 180 次/min 或低于 40 次/min 时，心排血量显著降低。心动周期时长与心率成反比，心率在低于 160 次/min 的范围内增加时，心室充盈时间缩短但充盈量减少得不明显，加上心率加快，心排血量增加。当心率过快，每分钟超过 180 次时，心动周期显著缩短，尤其是心室舒张期明显缩短，心室充盈量及每搏量大幅减少，心排血量下降。当心率过慢，每分钟低于 40 次时，心室舒张期虽延长，但心室充盈已接近极限，无法进一步增加充盈量和每搏量，心排血量随之减少。

(3)在生理条件下，正常心率由窦房结节律性活动决定。窦房结的活动受神经、体液、温度、代谢及环境等多种因素综合调节。交感神经兴奋或血液中肾上腺素、去甲肾上腺素及甲状腺激素等水平升高，可使心率加快；迷走神经兴奋或乙酰胆碱作用增强，会导致心率减慢。此外，体温每升高 1 ℃，心率每分钟将增加 12~18 次。

(二)急性心力衰竭的临床表现

从血流动力学视角出发,心力衰竭在临床表现上主要可归为肺循环淤血、体循环淤血及心排血量不足这三大类别。在临床实际中,患者的表现往往是这三种表现的不同组合形式。

1. 肺循环淤血相关表现及机制

在左心衰竭时,肺静脉血液回流会受到阻碍,致使肺循环毛细血管血压升高,进而引发肺淤血与肺水肿。此时患者最为突出的临床表现是呼吸困难,即主观上感觉呼吸费力、喘不过气,外在表现为呼吸频率、深度及节律出现改变,严重时辅助呼吸肌也会参与到呼吸活动中。由左心衰竭引发的这种呼吸困难称为心源性呼吸困难。

心源性呼吸困难的产生机制包含以下几个方面:其一,肺循环淤血及肺水肿会导致肺的顺应性降低,使呼吸肌需要付出更大的做功和消耗更多能量才能维持正常的通气量,所以患者会感到呼吸费力;其二,支气管黏膜发生肿胀,同时气道内分泌物增多,导致气道阻力增大;其三,肺间质水肿及肺毛细血管压力升高会刺激肺泡毛细血管旁的J感受器,其兴奋信号经迷走神经传入中枢,从而引发反射性呼吸加快。

依据呼吸困难的渐进程度和严重程度,患者会呈现出以下几种表现。

(1)劳力性呼吸困难

轻度左心衰竭患者仅在劳动时才会出现呼吸困难症状,待休息后症状可得到缓解,这种情况被称为劳力性呼吸困难。其发生机制如下:活动时,机体对氧气的消耗量增加,然而衰竭的心脏无法相应地提高心排血量,导致机体缺氧状况加剧,进而反射性地使呼吸中枢兴奋,引发呼吸困难。活动过程中心率加快,心脏舒张期缩短,左心室充盈量减少,使得肺淤血和肺水肿的情况加重。体力活动会使回心血量增多,进一步加重肺淤血和肺水肿,导致患者呼吸困难的感觉更为明显。

(2)端坐呼吸

存在明显肺循环淤血的左心衰竭患者,在平卧时其呼吸困难的症状会加重,其往往需要保持端坐位或半卧位,以减轻呼吸困难的症状,这种现象称为端坐呼吸。其发生机制如下:患者在端坐位时,其下肢血液回流减少,从而减轻了肺淤血。端坐位能使膈肌下移、胸腔容积增大,肺活量也随之增加;还能减少下肢水肿液的吸收,降低血容量,进而减轻肺淤血。

(3)夜间阵发性呼吸困难

左心衰竭患者较为典型的临床表现是夜间阵发性呼吸困难。患者在夜间熟睡的过程中会突然因窒息感而惊醒,被迫坐起,同时伴有呼吸急促、咳嗽等症状,严重者还会出现发绀、冷汗,咳出粉红色泡沫样痰,肺部可闻及湿啰音和哮鸣音,该现象也称心性哮喘。其发生机制如下:采取端坐呼吸的患者在熟睡时,其身体常常会不自觉地滑向平卧位,致使下半身回心血量增多、左心负荷加重,进一步恶化肺循环淤血和肺水肿,同时其膈肌上移,限制了呼吸。患者入睡后,其迷走神经的兴奋性相对升高,导致支气管收缩,气道阻力增大。患者熟睡后,其中枢神经的敏感性降低,只有当肺淤血达到较为严重的程度,动脉血氧分压

(PaO_2)下降到一定水平时,才能刺激呼吸中枢,使患者因突感窒息而惊醒,不得不采取坐位。

在患者为重症急性左心衰竭的情况下,由于其肺毛细血管压突然急剧升高,其肺毛细血管壁的通透性增加,血浆中的液体成分渗出,进入肺间质和肺泡,从而引发急性肺水肿。此时,患者会突然出现严重的呼吸困难、端坐呼吸、咳嗽并咳出粉红色(或无色)泡沫样痰的症状,伴有发绀症状,两肺能够闻及湿啰音和哮鸣音。急性肺水肿是急性左心衰竭最为严重的表现形式。

2. 体循环淤血相关表现及机制

右心衰竭或全心衰竭的患者会表现出体循环静脉淤血的症状,具体体现为静脉压升高、颈静脉怒张,以及心脏相关器官出现淤血和水肿等情况。

(1)心源性水肿

通常将右心衰竭引发的全身性水肿称为心源性水肿。由于重力作用的影响,水肿首先会出现在身体的下垂部位。对于能够自主走动的患者,水肿首先会出现在足部和胫前部;而对于长期卧床的患者,水肿则以骶部最为明显,严重时会蔓延至全身。

(2)肝脏肿大

患者右心衰竭时,其体循环淤血会导致肝脏淤血,进而出现肝脏肿大的情况。患者可能会出现肝压痛、肝颈静脉反流征呈阳性及肝功能减退等症状。慢性右心衰竭患者的肝脏长期处于淤血、缺氧的状态,纤维组织不断增生,可导致心源性肝硬化,进而引发腹水。

(3)胃肠功能障碍

胃肠道长期处于淤血状态,会引发食欲缺乏、恶心、呕吐以及腹胀等症状。同时,胃肠道对蛋白质的消化吸收功能出现障碍,也会进一步促使心源性水肿的发生。

3. 心排血量不足相关表现及机制

心排血量减少会使动脉系统充盈不足,同时通过窦弓反射引起外周小血管收缩,导致器官组织的血液灌注量减少,进而引发一系列症状和体征。由于各脏器的血管对交感神经的反应存在差异,因此会发生血液的重新分布。在患者心力衰竭时,其肾脏的血流量减少得最为显著,其次是皮肤和肝脏的血流量,严重情况下心脏和大脑的血流量也会减少。

(三)急性心力衰竭的应急处理、其他护理措施及健康教育

1. 应急处理——针对首优问题采取的护理措施

(1)体位调整

一旦患者确诊急性心力衰竭,护理人员应即刻协助患者取坐位,使其双腿下垂。这种体位能够有效减少静脉回流,降低心脏前负荷。在紧急情况下,可采用四肢轮流三肢结扎法。具体操作是:每隔5 min更换一个结扎肢体,结扎力度需适中,避免过紧,以防肢体因缺血而坏死,此方法对减少静脉回心血量有一定作用。

(2)吸氧支持

给予患者高流量吸氧,氧流量设定为6~8 L/min,并在湿化瓶中加入体积分数为20%~30%的乙醇湿化,这是因为乙醇可降低肺泡及气管内泡沫的表面张力,促使泡沫破裂,进而改善患者肺通气功能,缓解患者缺氧的症状。

(3)镇静处理

通过皮下注射或静脉推注 3~10 mg 吗啡,可有效减轻患者烦躁不安的情绪,降低其心肌耗氧量,减轻心脏负担。对于老年患者,应根据其身体状况酌情减量,或改为肌肉注射,以确保用药安全。

(4)快速利尿

通过静脉注射 20~40 mg 呋塞米可有效快速利尿。该药不仅具有强大的利尿作用,还可扩张静脉,迅速减轻患者心室前负荷,促进其体内多余液体排出,缓解心脏负担。

(5)血管扩张剂的应用

①硝普钠

缓慢静脉滴注硝普钠,可同时扩张小动脉和小静脉,有效降低患者心脏前、后负荷。但使用过程中需严密监测血压,防止血压过度下降。

②硝酸甘油

静脉滴注硝酸甘油,主要可扩张小静脉,降低回心血量,进而降低患者左室舒张末压和肺毛细血管压,改善肺淤血状况。

③酚妥拉明

静脉滴注酚妥拉明,可扩张小动脉及毛细血管,增加组织灌注,改善患者的微循环。

(6)强心剂的应用

将 0.2 mg 毛花苷 C(西地兰)溶解于 20 mL 生理盐水中,之后缓慢静脉注射,推注时间控制为 15~20 min。该药通过增强心肌收缩力,提高心脏泵血功能来改善患者心力衰竭的症状。

(7)平喘治疗

静脉滴注氨茶碱不仅能有效缓解支气管痉挛,改善通气功能,还能正性肌力和扩张血管、利尿,有助于减轻患者心脏负担,改善其血液循环。

(8)糖皮质激素的应用

静脉滴注 10~20 mg 地塞米松或 100 mg 琥珀酸氢化可的松。地塞米松和琥珀酸氢化可的松都属于糖皮质激素类药物,可降低患者外周血管阻力,减少回心血量,同时降低其肺毛细血管通透性,从而有效减轻其肺水肿症状,改善其肺部气体交换。

2. 其他护理措施

(1)病情监测

护理人员应持续监测患者的心电图变化;密切观察患者呼吸频率、深度,关注意识、精神状态,皮肤颜色、温度,定时测量血压;仔细观察肺部啰音的动态变化;定期监测血气分析结果,评估患者的氧合和酸碱平衡状态;准确记录尿量,严格把控出入量。

(2)保持呼吸道通畅

护理人员应积极协助患者咳嗽、排痰;密切观察患者咳嗽的频率、强度,以及痰液的性质和量。保持患者的呼吸道通畅,有助于改善其通气功能,预防肺部感染等并发症。

(3)饮食护理

护理人员应指导患者摄取低盐低脂、易消化的清淡饮食,遵循少量多餐的原则。这种饮食方式可减轻患者的心脏负担,避免其因进食过多或食用产气食物而导致胃肠胀气,加重心脏负荷。

(4)用药护理

护理人员应迅速为患者建立静脉通道,遵医嘱准确使用各类药物,严格控制静脉输液速度,一般维持在每分钟20~30滴。同时,护理人员应密切观察药物疗效和不良反应。

①吗啡

在使用吗啡时,护理人员需密切观察患者有无呼吸抑制、心动过缓等不良反应。对于伴颅内出血、神志障碍、慢性肺部疾病的患者,应禁用吗啡。

②硝普钠

硝普钠需现用现配,且在滴注过程中需避光。如有条件,可使用输液泵精准控制滴速,确保用药安全有效。

③洋地黄制剂

静脉使用洋地黄制剂时需充分稀释,推注速度宜缓慢。同时,护理人员应密切观察患者的心电图变化及心率、心律,若心率低于60次/min,需暂停使用,防止发生严重心律失常。

④氨茶碱

氨茶碱可能引起室性期前收缩、室性心动过速和血压下降等不良反应。对于肝肾功能减退患者及老年人,应适当减量使用,并加强监测。

(5)心理护理

在抢救过程中,护理人员应保持镇定自若,操作熟练,以专业的形象给患者以信任感和安全感。护理人员应及时告知患者正在实施的有效治疗措施,让患者了解病情会逐渐得到控制;避免在患者面前讨论可能引起误解的病情内容;必要时,可安排一位亲属陪伴患者。此外,医护人员应与患者及其家属保持密切沟通,给予其情感支持,缓解患者的紧张、恐惧情绪。

3. 健康教育

(1)知识宣教

医护人员应向患者及其家属详细介绍急性心力衰竭的病因、常见诱因;嘱患者积极治疗原有心脏疾病。患者在进行静脉输液前,应主动告知医护人员自己的心脏病史,以便其合理控制输液量和速度,防止急性心力衰竭的发作。

(2)复诊指导

医护人员应指导患者在出院后的半个月至1个月内前往门诊复诊;密切观察病情进展,若出现频繁咳嗽、气急、咳粉红色泡沫样痰等症状,应立即取端坐位,并尽快由他人护送就医,以便及时得到救治。

五、学习产出

(一)技能考核评分标准

技能考核中,85分及以上为合格(表2-10-3、表2-10-4)。

表 2-10-3　静脉留置针输液法操作评分标准

项目		操作要求	分值	扣分标准	扣分	得分
评估	患者准备	1. 评估患者病情、意识及合作程度	8	2(未评估,扣分)		
		2. 评估患者血管情况及穿刺皮肤情况		2(未评估,扣分)		
		3. 了解药物对血管的影响		2(未评估,扣分)		
		4. 向患者解释操作目的,嘱其排尿、排便		2(未解释,扣分)		
	环境准备	1. 整洁、安静	2	1(未陈述,扣分)		
		2. 安全,温度、湿度适宜		1(未陈述,扣分)		
计划	护士准备	1. 着装规范	2	1(衣帽不整,扣分)		
		2. 洗手、戴口罩		1(未洗手、戴口罩,扣分)		
	用物准备	1. 备物齐全	3	2(少一件,扣 1 分,扣完为止)		
		2. 放置合理		1(放置不合理,扣分)		
实施	穿刺前	1. 检查药物质量、标签名称、浓度、剂量和有效期	18	2(未检查,扣分)		
		2. 检查瓶口有无松动,瓶体有无裂痕、破损		2(未检查,扣分)		
		3. 两人交叉核对签名后将瓶贴倒贴于输液瓶上		2(未做到,扣分)		
		4. 检查输液器质量和有效期,取出后关闭调节夹,将输液器的粗针头插入瓶塞根部		2(未检查,扣分)		
		5. 核对医嘱执行单,腕带,床头卡上的床号和姓名		2(未核对,扣分)		
		6. 协助患者取舒适体位,在穿刺部位下方垫好脉枕、治疗巾		2(未做到,扣分)		
		7. 备好输液架、透明敷贴,输液贴贴于治疗盘内面		2(未准备,扣分)		
		8. 排尽输液管内空气		2(排气不尽,扣分)		
		9. 检查留置针,并与输液器连接		2(未做到,扣分)		
	穿刺	1. 常规消毒皮肤,消毒范围 6~8 cm,待干	17	2(消毒方法不正确,扣分)		
		2. 距穿刺点上方 10 cm 处扎止血带,开口朝向上,嘱患者握拳		2(不正确,扣分)		
		3. 再次消毒,待干		2(未消毒,扣分)		
		4. 再次核对,行静脉穿刺,见回血后降低穿刺角度,将针头沿静脉走行再推进少许,保证外套管也在静脉内		3(不正确,扣分)		

表 2-10-3(续)

项目		操作要求	分值	扣分标准	扣分	得分
实施	穿刺	5. 一手固定针芯,一手持针柄将外套管全部送入静脉内,拔出针芯	17	2(不正确,扣分)		
		6. 嘱患者松拳、松开压脉带、松开调节夹		2(不正确,扣分)		
		7. 观察输液后,用无菌透明敷贴和输液贴固定		2(不正确,扣分)		
		8. 根据患者年龄和病情、药物性质调节滴速		2(不适宜,扣分)		
	穿刺后	1. 再次核对,在无菌敷贴上注明留置日期和时间	10	3(未核对,扣分)		
		2. 在输液卡上做好记录并签全名		2(未记录、签名,扣分)		
		3. 输液完毕后将头皮针拔出,常规消毒肝素帽		2(未消毒,扣分)		
		4. 将注射器刺入肝素帽内,注入稀释的肝素液或生理盐水进行封针,关闭止水夹		3(未封针,扣分)		
	再次输液	1. 常规消毒肝素帽	8	2(未消毒,扣分)		
		2. 打开止水夹,将输液器头皮针插到肝素帽内,进行输液		3(不正确,扣分)		
		3. 输液完毕拔留置针时,去除胶布,用干棉签轻压针眼,迅速拔出留置针,叮嘱患者按压		3(不正确,扣分)		
	整理	1. 整理床单位,符合要求	5	2(未整理,扣分)		
		2. 清理用物,污物处理正确(符合医疗废物处理原则)		3(未清理,扣分)		
评价	操作质量	1. 操作熟练、正确、轻稳	10	3(酌情给分)		
		2. 关爱患者,患者无不舒适感		4(酌情给分)		
		3. 沟通技巧运用恰当		3(酌情给分)		
总分			100			

表 2-10-4　微量注射泵的使用操作评分标准

项目		操作要求	分值	扣分标准	扣分	得分
评估	患者准备	1. 评估患者的病情、年龄	8	2(未评估,扣分)		
		2. 向患者解释操作目的,取向患者配合		2(未解释,扣分)		
		3. 评估患者的局部皮肤及静脉情况,告知相关事宜		2(未评估、未告知,扣分)		
		4. 评估患者的知识水平、心理状态、配合程度		2(未评估,扣分)		
	环境准备	1. 整洁、安静	4	2(未陈述,扣分)		
		2. 安全,温度、湿度适宜		2(未陈述,扣分)		

表 2-10-4(续)

项目		操作要求	分值	扣分标准	扣分	得分
计划	护士准备	1. 着装规范	4	2(衣帽不整,扣分)		
		2. 洗手,戴口罩		2(未洗手、未戴口罩,扣分)		
	用物准备	1. 备物齐全	10	5(少一件,扣 1 分,扣完为止)		
		2. 放置合理		2(放置不合理,扣分)		
		3. 微量注射泵性能良好		3(未检查,扣分)		
实施	准备药液	1. 正确抽吸药液	7	3(抽药不正确,扣分)		
		2. 正确连接专用延长管		2(连接不正确,扣分)		
		3. 排尽空气		2(未排尽,扣分)		
	注射前	1. 携用物至患者床旁;核对医嘱执行单,腕带,床头卡上的床号、姓名	15	2(未核对,扣分)		
		2. 解释操作目的,取得患者配合		2(未解释,扣分)		
		3. 检查静脉通路		2(未检查,扣分)		
		4. 将微注泵固定在输液架上		4(固定不正确,扣分)		
		5. 将注射器安装在微量注射泵槽内		5(安装不正确,扣分)		
	注射中	1. 将泵管与静脉留置管连接紧密	17	2(不紧密,扣分)		
		2. 正确开机		2(不正确,扣分)		
		3. 准确设置输液速度和输注量		4(设置不正确,扣分)		
		4. 再次核对,正确启动微量注射泵		2(不正确,扣分)		
		5. 观察微量注射泵运行情况		4(未观察,扣分)		
		6. 准确记录患者用药后的反应		3(未记录,扣分)		
	注射后	1. 再次核对	10	2(未核对,扣分)		
		2. 正确关机		2(不正确,扣分)		
		3. 正确分离延长管与留置管		2(不正确,扣分)		
		4. 取出注射器方法正确		2(不正确,扣分)		
		5. 用物处理方法正确		2(不正确,扣分)		
评价	操作质量	1. 操作熟练、正确、轻稳	10	3(酌情给分)		
		2. 关爱患者,患者无不舒适感		4(酌情给分)		
		3. 沟通技巧运用恰当		3(酌情给分)		
	操作时间	时间 10 min	5	5(每超时 30 s,扣 1 分)		
	知识提问	回答正确、全面	10	10(酌情给分)		
总分			100			

(二)其他

以个人为单位考核,考核地点为医院或社区,考核内容为微量注射泵的操作及心电监护仪的使用。在学生操作的过程中,判断学生的操作是否规范;是否能够正确进行微量注射泵的操作以及心电监护仪的使用;是否能够与患者进行有效沟通,减轻患者恐惧心理,缓解患者不适;是否能够按照消毒技术规范要求分类处理使用后物品等。同时,对学生的操作速度、熟练程度、操作过程中的安全意识和应急处理能力等方面进行评价。准确率达到85%及以上为合格。

本课点旨在培养学生高度的责任心,使学生在紧急情况下能够保持冷静果断,在救治过程中能够与团队成员紧密合作,共同应对挑战。

六、课后作业

患者:女性,65 岁,有风湿性心脏病病史 15 年,其二尖瓣狭窄伴关闭不全。近几日,其因感冒未得到有效控制,自行增减药量,在今日清晨起床后突然感到呼吸极度困难,被迫立即坐下,大口喘气,呼吸急促。同时,其伴有频繁咳嗽,咳出大量粉红色泡沫样痰;面色青灰,口唇发绀;大汗淋漓,四肢湿冷的症状。为此,家属紧急呼叫救护车送至医院。

体格检查结果:心率为 130 次/min,心律不齐,呼吸频率为 32 次/min,血压为 140/90 mmHg。患者端坐呼吸,烦躁不安,双肺满布湿啰音和哮鸣音,心尖部可闻及舒张期隆隆样杂音,肺动脉瓣第二心音亢进分裂。

辅助检查结果:心电图显示心房颤动,ST-T 段改变;心脏超声提示左心房明显增大,二尖瓣瓣口面积减小,左心室舒张功能减退;胸部 X 线检查可见肺淤血,心脏呈梨形增大。

请问:

(1)该患者主要的护理诊断/问题是什么?其中首优问题是什么?

(2)患者被送至病房,针对首优护理问题,护士应立即采取什么护理措施?

(3)患者出现呼吸困难、咳出大量粉红色泡沫样痰、面色青灰、口唇发绀、大汗淋漓、四肢湿冷,此时应采取什么处理措施?

(4)为促进患者舒适和康复,还应进一步采取哪些护理措施?

(5)如何对患者和家属进行健康教育?

七、知识拓展

主动脉内球囊反搏术

主动脉内球囊反搏(intra-aortic balloon pump,IABP)是一项重要的循环辅助技术,其装置由球囊导管与驱动控制系统两部分组成。临床上常用双腔球囊导管,其除连接球囊的管腔,还设有中心腔,借助压力传感器可实时监测主动脉内压力,为治疗提供关键数据。驱动控制系统由电源、驱动系统、监测系统、调节系统和触发系统构成。其中,电源供电;驱动系统控制球囊充放气;监测系统监控工作状态与生理参数;调节系统依监测灵活调整参数;触发系统则是控制球囊工作时机的关键,有多种触发模式。

IABP 以心电图信号为依据,识别 R 波等特征波,精准判断心脏收缩舒张周期,实现球囊与心脏活动同步。其依据主动脉内压力变化,在达到预设阈值或特定压力曲线形态时,触发球囊充放气。针对安装起搏器患者,其利用起搏信号控制球囊,使其与起搏节律匹配。在其他触发方式失效时,其依内部预设程序自动触发,保障运行。

IABP 的工作原理是:球囊工作与心动周期同步。在舒张早期主动脉瓣关闭瞬间,球囊充盈,大部分血流逆行升高主动脉根部压力,增加冠状动脉灌注,小部分血流流向下肢和肾脏。在等容收缩期主动脉瓣开放前,球囊快速排空,产生“空穴”效应,降低心脏后负荷、左心室舒张末期容积和室壁张力,减少心肌氧耗,增加心排血量。

(一)适应证

(1)急性心肌梗死并发心源性休克的患者。此类患者因心肌梗死而导致心脏泵血功能急剧下降,引发休克症状。IABP 可辅助循环,改善病情。

(2)急性心肌梗死伴随机械性并发症,诸如急性二尖瓣反流、乳头肌功能不全以及室间隔穿孔等情况。这些并发症会严重影响心脏的正常结构与功能,而 IABP 有助于维持循环稳定。

(3)对于难治性不稳定型心绞痛患者,常规治疗手段难以有效缓解症状,此时可考虑应用 IABP,以改善心肌供血,缓解心绞痛发作。

(4)存在难以控制的心律失常,且其对血流动力学产生显著影响的患者。此时可通过辅助心脏循环,减轻心脏负担,为心律失常的治疗创造有利条件。

(5)顽固性左心衰竭合并心源性休克的患者。此类患者左心衰竭致使心脏左心室功能严重受损,引发休克,而 IABP 可辅助左心室工作,提升心排血量。

(6)血流动力学不稳定的高危 PCI 患者,如患有左主干病变、严重多支病变或重度左心室功能不全等的患者。在 PCI 手术前后使用 IABP,可降低手术风险,保障患者安全。

(7)冠状动脉旁路手术过程中及术后,为维持患者心脏功能,确保手术效果,可应用 IABP 提供支持治疗。

(8)心脏外科术后出现低心排血量综合征的患者,其心脏无法提供足够的心排血量以满足机体需求,此时可用 IABP 辅助心脏工作,改善循环状态。

(9)对于心脏移植患者,在等待供体心脏期间或移植术后,为维持其心脏功能,保障其生命体征平稳,可用 IABP 进行支持治疗。

(二)禁忌证

(1)患有重度主动脉瓣关闭不全的患者。此类患者的主动脉瓣无法有效阻止血液逆流,使用 IABP 可能加重其心脏负担,引发更严重的血流动力学紊乱。

(2)确诊为主动脉夹层动脉瘤或胸主动脉瘤的患者。对于此类患者,球囊在主动脉内的操作可能导致动脉瘤破裂,引发严重的大出血,危及患者生命。

(3)存在脑出血或已出现不可逆脑损害的患者。鉴于患者病情的复杂性和严重性,使用 IABP 可能无法带来预期的治疗效果,且可能引发其他并发症。

(4)患有严重主动脉或髂动脉血管病变的患者。此类病变可能影响球囊导管的置入与正常工作,同时增加血管损伤、血栓形成等风险。

(5)凝血功能异常的患者。对于此类患者,使用 IABP 可能导致出血风险显著增加,引发严重的出血并发症,对患者的生命安全构成威胁。

课点 2.11　慢性阻塞性肺疾病患者的护理

一、学习目标

(一)态度目标

1. 在面对慢性阻塞性肺疾病患者时,应展现出耐心和细心,密切关注患者的病情变化及需求,及时给予适当的护理和关怀。

2. 与患者及其家属保持积极有效的沟通,向其解释病情和治疗方案,增强患者对抗疾病的信心,同时鼓励患者积极配合治疗和护理,共同促进康复。

(二)知识目标

1. 掌握慢性阻塞性肺疾病的病因、发病机制。
2. 能够辨别慢性阻塞性肺疾病的临床表现,依据检查结果初步确定临床诊断。
3. 能够给予慢性阻塞性肺疾病患者个性化的治疗规划。
4. 能够依据护理程序对慢性阻塞性肺疾病患者进行抢救、护理及健康教育。

(三)技能目标

1. 能够及时、准确地为患者采取鼻导管吸氧法,改善患者缺氧状态。
2. 能够及时为患者采取经口吸痰法,清除患者呼吸道分泌物,保持患者呼吸道通畅。
3. 能够根据案例对慢性阻塞性肺疾病的患者采取恰当的护理措施。

二、前置任务

扫码观看操作相关视频,完成预习。

三、操作流程

（一）鼻导管吸氧法

1. 工作流程

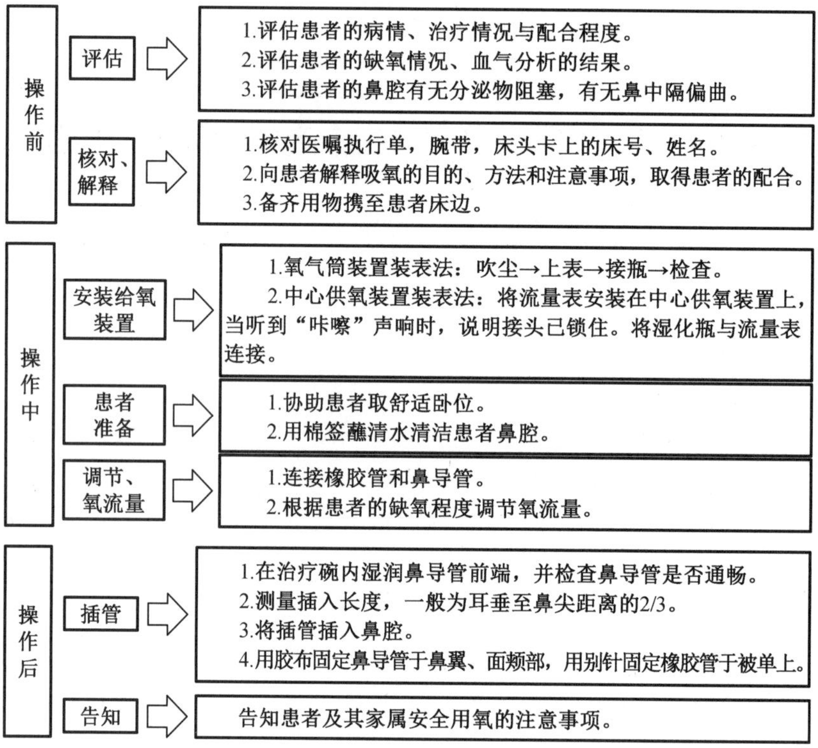

2. 鼻导管吸氧法相关知识点、技能点、态度点（表 2-11-1）

表 2-11-1　鼻导管吸氧法相关知识点、技能点、态度点

流程	内容
操作前	K：辨别吸氧的适应证。 S：能够全面、准确地为患者做好鼻导管吸氧的各项准备工作。 A：审慎评估
操作中	K：掌握鼻导管吸氧法的具体操作步骤。 K：能够根据患者的病情准确解释吸氧的目的、方法、操作要点。 S：能够根据具体的案例，按照正确的流程和要求熟练、规范地进行鼻导管吸氧操作。 S：能够用正确的方法解决吸氧中出现的异常情况。 A：严谨规范
操作后	K：解释鼻导管吸氧注意事项。 S：能够观察并判断患者的吸氧效果，对患者及其家属进行健康指导。 S：能够按消毒技术规范要求分类处理使用后物品。 A：耐心关怀

3. 注意事项

(1)严格执行操作规程,注意用氧安全,做好"四防",即防火、防震、防油、防热。氧气筒应放在阴凉处,在氧气筒的周围严禁烟火和放置易燃物品。氧气筒应离暖气1 m以上,离火炉5 m以上;筒上应标有"严禁烟火"标志;搬运时,避免倾斜、撞击;氧气表及螺旋扣上勿涂油,也不可用带油的手装卸,以免燃烧。

(2)吸氧时,先调好流量后应用;停用氧气时,先拔出鼻导管,再关闭各个开关;中途改变流量时,先分离氧气管与鼻导管(鼻塞)连接处,调好流量后再接上,以免一旦开关出错,使大量氧气进入呼吸道而损伤肺组织。

(3)用氧过程中观察患者意识、呼吸、脉搏、血压情况及血气分析结果,判断用氧疗效。

(4)若为急性肺水肿患者吸氧时,湿化瓶内应盛装20%~30%乙醇,可以降低肺泡内泡沫的表面张力,使泡沫破裂消散,改善肺部气体交换,减轻缺氧症状。

(5)氧气筒内氧气不能用空,当压力指针至0.5 MPa时,不能再用,以防灰尘入内并在再次充气时引起爆炸。

(6)对未用或已用空的氧气筒,应分别标有"满"或"空"的标志,以免用时搬错。

(二)经口吸痰法

1. 工作流程

操作前	评估	1.评估患者的咳嗽、咳痰情况,包括痰液的颜色、性状、量,发作时间、诱发因素,以及咳痰是否顺畅,有无窒息先兆等。 2.评估患者的心理状态和配合程度。
	检查	1.连接吸引器各部件。 2.接通电源,打开开关,检查吸引器性能。
操作中	核对、解释	1.备齐用物,携至患者床边。 2.核对医嘱执行单,腕带,床头卡上的床号、姓名。 3.向患者解释吸痰的目的、方法和注意事项,取得患者配合。
	摆体位	1.协助患者将头部转向一侧,面向操作者。 2.取下活动义齿。
	连接、调压、试吸	1.检查吸痰管的有效期和包装完好性。 2.戴无菌手套,连接吸痰管与吸引器。 3.打开开关,调节负压,一般成人为40.0~53.3 kPa,儿童小于40.0 kPa。

操作后		
	吸痰	1.一手反折吸痰管末端，另一手将吸痰管从口腔或鼻腔插至病人口咽部(10～15 cm)。 2.放松导管末端，先吸口咽部的分泌物，再吸气管内的分泌物。左右旋转吸痰管并向上提拉，吸尽痰液。
	冲洗	1.退出吸痰管后，用其抽吸生理盐水，冲洗吸痰管。 2.关闭吸引器开关。
	整理	1.擦净患者面部的分泌物，将患者安置舒适卧位，整理床单位。 2.整理用物，将使用后物品重新消毒或统一处理后弃去，洗手。 3.观察和记录患者的面色、呼吸、心率、血压，以及吸出物的性状。

2. 经口吸痰法相关知识点、技能点和态度点(表 2-11-2)

表 2-11-2　经口吸痰法相关知识点、技能点和态度点

流程	内容
操作前	K:辨别吸痰的适应证。 S:能够全面、准确地为患者做好吸痰的各项准备工作。 A:审慎评估
操作中	K:掌握经口吸痰的具体操作步骤。 K:能够根据患者的病情准确解释吸痰的目的、方法、操作要点。 S:能够根据具体的案例,按照正确的流程和要求熟练、规范地进行经口吸痰操作。 S:能够用正确的方法解决吸痰中出现的异常情况。 A:严谨规范
操作后	K:解释经口吸痰注意事项。 S:能够观察并判断患者吸痰后的反应,对患者及其家属进行健康指导。 S:能够按消毒技术规范要求分类处理使用后物品。 A:耐心关怀

3. 注意事项

(1)吸痰前检查电动吸引器性能及连接是否正确,贮液瓶内液体不得超过 2/3。

(2)吸痰管粗细适宜,负压适宜,吸痰动作轻柔,插管时不可有负压,以免损伤呼吸黏膜。

(3)吸痰时应严格执行无菌操作,吸痰管每次更换,吸痰用物每 4 h 更换 1 次。

(4)每次吸痰时间<15 s,吸痰前后给予患者高浓度氧气吸入,以免在吸痰过程中发生低氧血症。

(5)进行促进排痰操作时,注意观察患者的反应,如呼吸、面色、咳痰量、生命体征、肺部呼吸音及湿啰音变化等,出现异常应立即停止。

四、教学内容

(一)慢性阻塞性肺疾病的病情严重程度评估

肺通气的顺畅与否受呼吸肌、肺与胸廓的弹性、气道阻力等因素的综合影响。一旦这些因素出现异常,肺通气功能就会受损。呼吸肌麻痹会使其失去正常的收缩能力,肺和胸廓的弹性阻力增大会阻碍肺的正常扩张,气胸则会打破胸腔内压力平衡,这些都会造成肺扩张受限,引发限制性通气不足(restrictive hypoventilation)。而支气管平滑肌痉挛、气道内有异物、黏膜腺体分泌过多或气道受压迫,会使气道变窄或堵塞,阻碍气体流动,从而引发阻塞性通气不足(obstructive hypoventilation)。通过肺通气功能测定,能精准判断是否存在肺通气功能障碍,还能明确障碍的类型和严重程度,有助于疾病的诊断与治疗。

(二)慢性阻塞性肺疾病的发病机制

在静息状态下,正常成人的有效通气量大致维持在 4 L/min。一旦肺通气功能出现障碍,导致肺泡通气不足,就可能引发呼吸衰竭,主要包括限制性通气不足和阻塞性通气不足这两种类型。其中,阻塞性通气不足是指因气道狭窄或堵塞,从而阻碍了气体的正常流通。像气管痉挛、管壁发生肿胀或纤维化,管腔内被黏液、渗出物以及异物等堵塞,还有肺组织弹性下降致使对气道管壁的牵引力变弱等情况,都会使气道内径变小或变得不规则,进而增大气流阻力,最终引发阻塞性通气不足。气道阻力过高会使机体在吸气或呼气过程中感到不适,由此产生呼吸困难的症状。而且,气道阻塞部位不同,会引发不同类型的呼吸困难。

1. 中央性气道阻塞

中央气道指气管分叉处以上的气道,涵盖胸外段和胸内段。

(1)胸外阻塞

当阻塞发生在胸外部位,如出现声带麻痹、炎症及水肿等情况时,吸气时气道内呈现负压状态,这会使阻塞进一步加剧,从而导致吸气困难;而呼气时由于气道内为正压,阻塞有所减轻,所以患者主要表现为吸气性呼吸困难(inspiratory dyspnea)。

(2)胸内阻塞

若阻塞出现在中央气道的胸内部位,吸气时胸内负压增加的幅度超过气道内压的变化幅度,可使阻塞有所缓解;但呼气时胸内压升高,压迫气道,致使气道狭窄程度加重,患者因此表现为呼气性呼吸困难(expiratory dyspnea)。

2. 外周性气道阻塞

广义来讲,外周气道指的是气管分叉处以下的气道。狭义的外周性气道阻塞多发生在内径小于 2 mm 的小支气管和细支气管等小气道中。内径小于 2 mm 的小支气管壁仅有不规则的软骨块片,细支气管壁很薄且没有软骨支撑,与周围的肺泡结构紧密相连,所以,随着肺泡在吸气时扩张、呼气时回缩,外周气道的内径也会相应地扩大或缩小。慢性阻塞性肺疾病主要侵袭小气道,不仅会造成管壁增厚、痉挛,顺应性降低,还可能造成管腔被分泌物堵塞,而且肺泡壁受损后对细支气管的牵引力也会下降,小气道阻力显著增大。此时患者主要表现为呼气性呼吸困难。

肺气肿患者在用力呼气时，由于肺泡弹性回缩力减小，肺泡内压力减小，气道内压力下降速度加快，等压点从大气道向上移动至没有软骨支撑的小气道，因此导致胸内压力（气道外压力）大于气道内压力，进而导致小气道闭合，引发呼气性呼吸困难。

（三）慢性阻塞性肺疾病的应急处理、其他护理措施及健康教育

1. 应急处理——针对首优问题采取的护理措施

（1）安置患者

①卧位选择

护理人员应协助患者采取半卧位或端坐位，将床头抬高。该体位可利用重力作用使患者膈肌下降，胸腔容积得以扩大，肺活量随之增加，从而可有效缓解患者的呼吸困难症状。对于晚期患者，可采取身体前倾位，促使辅助呼吸肌参与呼吸过程。

②病室环境

室温为 22~24 ℃，湿度为 65%~75%。应保持室内空气流通，禁止吸烟。

（2）病情观察

①生命体征与神志观察

护理人员应密切留意患者的生命体征，包括体温、心率、呼吸频率、血压等，同时关注患者的神志变化。

②呼吸困难评估

护理人员应判断患者呼吸困难的严重程度，分析其与活动及体位改变之间的关联。

③咳嗽咳痰观察

护理人员应关注患者咳嗽、咳痰的情况，仔细记录痰液的性状、量和颜色变化。

④血气与平衡监测

护理人员应定期监测患者动脉血气分析结果，掌握其水、电解质及酸碱平衡状况。

⑤并发症预警

护理人员应密切观察患者有无肺心病、呼吸衰竭等并发症的早期迹象。

（3）氧疗护理

①氧疗规范

给予患者持续（>15 h/d）的低流量（1~2 L/min）鼻导管吸氧，在患者睡眠期间也不可中断。

②效果评估

护理人员应密切观察氧疗效果，关注患者的发绀及呼吸困难症状是否减轻，依据其病情变化及时调整用氧浓度和时间。

③安全警示

护理人员应向患者及其家属强调用氧安全，告知患者及其家属不可擅自停用氧气或调整氧浓度，病室内严禁烟火。

④长期氧疗倡导

对于慢性阻塞性肺疾病（chronic obstructive pulmonary diseases，COPD）合并慢性呼吸衰

竭的患者,应积极倡导长期家庭氧疗(long-term home oxygen therapy,LTOT)。

(4)咳嗽、咳痰的护理

①雾化辅助

针对痰液黏稠难以咳出的患者,护理人员应采用超声或氧气雾化吸入的方式,通过加强气道湿化使痰液稀释,便于咳出,同时减轻患者局部炎症,改善气道阻塞。

②体位指导

护理人员应指导患者取坐位,双脚着地,双手环抱枕头,以利于膈肌上升。

③有效咳嗽指导

护理人员应协助患者翻身、叩背,并指导其进行有效咳嗽:先进行数次深而缓慢的腹式呼吸,深吸气后屏气3~5 s,身体前倾,从腹腔进行2~3次短而有力的咳嗽,以咳出痰液。

④吸痰措施

对于痰多黏稠且无力咳出的患者,护理人员应使用电动吸引器或中心负压吸引装置进行吸痰。

2.其他护理措施

(1)饮食护理

①营养供给

护理人员应为患者提供高热量、高蛋白、高维生素且易消化的清淡饮食,以使其补充机体消耗,改善营养状况,增强体质。

②饮食禁忌

患者应采用少食多餐的方式,避免过多摄入豆类等产气食物,防止影响膈肌活动而加重呼吸困难。同时,患者应避免食用辛辣刺激性食物。护理人员应劝导患者戒烟戒酒。

③水分补充

护理人员应鼓励患者多饮水,以保持呼吸道黏膜湿润,利于痰液排出。

(2)基础护理

①皮肤护理

护理人员应维持床单位及患者皮肤的清洁干燥。对于长期卧床患者,护理人员应加强对其皮肤护理,预防压疮发生。

②口腔护理

护理人员应做好患者的口腔护理,防止口腔异味和感染,提升患者食欲。

③安全护理

针对神志不清的患者,护理人员应强化安全护理,预防坠床和误吸。

④会阴护理

针对女性患者,护理人员应做好会阴护理,预防尿路感染。

(3)用药护理

①抗生素选用

依据药敏试验结果,选用有效的抗生素,及时控制感染。

②药物使用

按照治疗方案给予支气管舒张剂、止咳祛痰药、强心利尿药等。

③疗效监测

密切观察药物的治疗效果及不良反应。

(4)心理护理

①沟通交流

护理人员应主动与患者交流,倾听其诉求,了解患者的焦虑程度。

②知识普及与娱乐引导

护理人员应为患者讲解疾病相关知识,鼓励患者参与听音乐、下棋、看电视等娱乐活动,使其分散注意力,减轻焦虑。

③情绪疏导

护理人员应帮助患者正确认识病情,缓解其紧张、焦虑、抑郁、悲观等不良情绪,使其增强战胜疾病的信心。

3. 健康教育

(1)知识宣教

护理人员应向患者及其家属说明 COPD 虽为不可逆病变,但积极预防和治疗能够减少急性发作,改善呼吸功能,延缓病情发展,提高生活质量;指导患者规避各种加重病情的因素,养成良好生活习惯,如戒烟、改善环境卫生、加强劳动保护等。护理人员应提醒患者在生活中注意防寒保暖,适当进行体育锻炼,增强机体抵抗力。此外,护理人员应向患者及其家属详细讲解 COPD 的基本知识,包括发病原因、诱因和治疗原则,使患者主动配合治疗。

(2)饮食指导

护理人员应向患者及其家属阐明饮食治疗的意义和原则,说明充足营养对满足机体需求、维持和恢复体力的重要性;鼓励患者积极进食,与其共同制订高热量、高蛋白、高维生素的饮食计划,通过变换食谱、增加食物色香味来刺激食欲,同时告知患者应遵循少食多餐的原则,避免因饱胀而导致呼吸不畅。

(3)呼吸功能锻炼指导

在急性症状得到控制后,护理人员应指导患者尽早开展呼吸肌锻炼,如缩唇呼吸、膈式/腹式呼吸,增强胸、膈呼吸肌的肌力和耐力,改善呼吸功能。

(4)家庭氧疗技术指导

护理人员应教会患者及其家属家庭氧疗的正确方法,详细说明氧疗装置的更换、清洁和消毒等注意事项。

(5)自我监测病情指导

告知患者若气促、咳嗽、咳痰、发热等症状加重或出现并发症表现应及时就医,防止病情恶化。此外,护理人员应向患者及其家属说明药物治疗的目的、使用方法、剂量和可能发生的不良反应,强调遵医嘱合理用药的重要性,避免滥用药物。

五、学习产出

(一)技能考核评分标准

技能考核中,85 分及以上为合格(表 2-11-3~表 2-11-7)。

表 2-11-3　超声雾化吸入操作评分标准

项目		操作要求	分值	扣分标准	扣分	得分
评估	患者准备	1. 评估患者的病情、心理状态、自理能力	6	2(未评估,扣分)		
		2 评估患者的呼吸道感染、通畅和咳痰情况,面部及口腔黏膜感染、溃疡等情况		2(未评估,扣分)		
		3. 评估患者知识水平、配合程度		2(未评估,扣分)		
	环境准备	1. 整洁、安静	4	2(未陈述,扣分)		
		2. 安全,温度、湿度适宜		2(未陈述,扣分)		
计划	护士准备	1. 着装规范	4	2(衣帽不整,扣分)		
		2. 洗手、戴口罩		2(未洗手、未戴口罩,扣分)		
	用物准备	1. 备物齐全	10	5(少一件,扣1分,扣完为止)		
		2. 放置合理		2(放置不合理,扣分)		
		3. 检查装置性能		3(未检查,扣分)		
实施	雾化前	1. 核对医嘱执行单、床头卡、腕带方法正确	15	4(未核对,扣分)		
		2. 雾化器管道连接正确		4(连接不正确,扣分)		
		3. 水槽内加入液体的种类、用量、温度适宜		4(加入液体不适宜,扣分)		
		4. 药液配制准确		3(配制不准确,扣分)		
	雾化中	1. 查对内容和方法正确	20	2(不正确,扣分)		
		2. 患者体位舒适		2(体位不舒适,扣分)		
		3. 协助患者清理呼吸道和漱口方法正确		3(不正确,扣分)		
		4. 打开开关顺序正确		2(不正确,扣分)		
		5. 雾量调节适宜		2(不适宜,扣分)		
		6. 吸入时间适宜		2(不适宜,扣分)		
		7. 指导雾化吸入方法正确		2(未指导,扣分)		
		8. 观察及询问患者反应方法正确		5(未询问,扣分)		
	雾化后	1. 取下口含嘴	10	2(取下不及时,扣分)		
		2. 关闭开关顺序正确		2(不正确,扣分)		
		3. 协助患者擦净面部方法正确		2(未擦净,扣分)		
		4. 协助患者取舒适卧位		2(卧位不舒适,扣分)		
		5. 观察患者反应方法正确		2(未观察,扣分)		
	整理记录	1. 整理床单位符合要求	6	2(未整理,扣分)		
		2. 清理用物,污物处理方法正确(符合医疗废物处理原则)		2(未清理,扣分)		
		3. 洗手和记录方法正确		2(未洗手、未记录,扣分)		

表 2-11-3(续)

项目		操作要求	分值	扣分标准	扣分	得分
评价	操作质量	1. 操作熟练、正确、轻稳	10	3(酌情给分)		
		2. 关爱患者,患者无不舒适感		4(酌情给分)		
		3. 沟通技巧运用恰当		3(酌情给分)		
	操作时间	时间 20 min	5	5(每超时 30 s,扣 1 分)		
	知识提问	回答正确、全面	10	10(酌情给分)		
总分			100			

表 2-11-4 呼吸功能锻炼操作评分标准

项目		操作要求	分值	扣分标准	扣分	得分
评估	患者准备	1. 评估患者的病情、心理状态	8	2(未评估,扣分)		
		2. 核对患者信息,向患者解释操作目的		4(未核对、未解释,扣分)		
		3. 评估患者的知识水平、配合程度		2(未评估,扣分)		
	环境准备	1. 整洁、安静、安全	4	2(未陈述,扣分)		
		2. 温度、湿度适宜		2(未陈述,扣分)		
计划	护士准备	着装规范	4	4(衣帽不整,扣分)		
	用物准备	1. 备物齐全	4	2(少一件,扣 1 分,扣完为止)		
		2. 检查装置性能		2(未检查,扣分)		
实施	缩唇呼吸	1. 指导吸气方法正确	15	5(不正确,扣分)		
		2. 指导呼气方法正确		5(不正确,扣分)		
		3. 吸气、呼气的时间比正确(1:2或 1:3)		5(不正确,扣分)		
	腹式呼吸	1. 指导患者取舒适体位	15	5(体位不舒适,扣分)		
		2. 指导吸气抬腹方法正确		5(不正确,扣分)		
		3. 指导呼气收腹方法正确		5(不正确,扣分)		
	缩唇腹式呼吸	1. 指导同时进行缩唇呼吸和腹式呼吸方法正确	20	10(不正确,扣分)		
		2. 吸气、呼气的时间比正确		10(不正确,扣分)		
	整理	1. 整理床单位符合要求	5	3(未整理,扣分)		
		2. 清理用物,污物处理方法正确(符合医疗废物处理原则)		2(未清理,扣分)		
评价	操作质量	1. 操作熟练、正确,指导耐心	10	3(酌情给分)		
		2. 关爱患者,患者无不舒适感		4(酌情给分)		
		3. 沟通技巧运用恰当		3(酌情给分)		
	操作时间	时间 10 min	5	5(每超时 30 s,扣 1 分)		
	知识提问	回答正确、全面	10	10(酌情给分)		
总分			100			

表 2-11-5　单侧鼻导管吸氧法操作评分标准

项目		操作要求	分值	扣分标准	扣分	满分
评估	患者准备	1. 评估患者的病情、心理状态	8	2(未评估,扣分)		
		2. 向患者解释操作目的,取得患者的配合		2(未解释,扣分)		
		3. 评估患者的鼻腔情况		2(未评估,扣分)		
		4. 评估患者的知识水平、配合程度		2(未评估,扣分)		
	环境准备	1. 整洁、安静	6	2(未陈述,扣分)		
		2. 安全,温湿度适宜		2(未陈述,扣分)		
		3. 符合医用氧安全要求		2(未陈述,扣分)		
计划	护士准备	1. 着装规范	4	2(衣帽不整,扣分)		
		2. 洗手、戴口罩		2(未洗手、戴口罩,扣分)		
	用物准备	1. 备物齐全	10	5(少一件,扣 1 分,扣完为止)		
		2. 检查装置性能		2(放置不合理,扣分)		
		3. 检查供氧装置		3(未检查,扣分)		
实施	装表	1. 安装氧气表步骤正确:吹尘→上表→接瓶→检查	10	4(安装不正确,扣分)		
		2. 管道连接紧密,不漏气		2(放置不合理,扣分)		
		3. 湿化瓶内液体选择恰当,液面高度适宜		4(湿化瓶选择不恰当,液面高度不适宜、不准确,扣分)		
	供氧	1. 查对内容和方法正确	20	2(未查对,扣分)		
		2. 患者体位舒适		1(体位不适宜,扣分)		
		3. 清洁鼻腔方法正确		2(未清洁或方法不当,扣分)		
		4. 检查,浸润导管方法正确		2(不正确,扣分)		
		5. 供氧顺序正确		2(不正确,扣分)		
		6. 根据病情调节流量妥当		2(不妥当,扣分)		
		7. 流量读数正确无误差		2(读数不正确,扣分)		
		8. 插管方法正确		2(不正确,扣分)		
		9. 固定牢固,松紧适宜		1(固定不牢、松紧不适当,扣分)		
		10. 观察交代注意正确、全面		2(未观察、未交代,扣分)		
		11. 洗手、记录方法正确		2(未洗手、未记录,扣分)		

表 2-11-5(续)

项目		操作要求	分值	扣分标准	扣分	满分
实施	中途调节流量	1. 分离导管调节流量方法正确	6	2(不正确,扣分)		
		2. 根据病情调节流量适当		2(不适当,扣分)		
		3. 洗手、记录方法正确		2(未洗手、未记录,扣分)		
	停氧	1. 拔除氧气管方法正确	6	2(拔管方法不当,扣分)		
		2. 关闭氧气的顺序正确		2(顺序不正确,扣分)		
		3. 洗手、记录方法正确		2(未洗手、未记录,扣分)		
	整理	1. 协助患者取卧位舒适、整理病床妥当	5	2(未整理,扣分)		
		2. 氧气筒装置处理得当		2(不正确,扣分)		
		3. 污物清理方法正确(符合医疗废物处理原则)		1(未清理,扣分)		
评价	操作质量	1. 操作熟练、正确、轻稳	10	3(酌情给分)		
		2. 关爱患者,患者无不适感		2(酌情给分)		
		3. 沟通技巧运用恰当		3(酌情给分)		
		4. 急救意识强,注意用氧安全		2(酌情给分)		
	操作时间	时间 10 min	5	5(每超时 30 s,扣 1 分)		
	知识提问	回答正确、全面	10	10(酌情给分)		
总分			100			

表 2-11-6　经口/鼻腔吸痰法操作评分标准

项目		操作要求	分值	扣分标准	扣分	得分
评估	患者准备	1. 评估患者的病情、心理状态	7	1(未评估,扣分)		
		2. 向患者解释操作目的		2(未解释,扣分)		
		3. 评估患者的呼吸道通畅情况和咳嗽、咳痰情况		3(未评估,扣分)		
		4. 评估患者的知识水平、配合程度		1(未评估,扣分)		
	环境准备	1. 整洁、安静、安全	4	2(未陈述,扣分)		
		2. 温度、湿度适宜		2(未陈述,扣分)		
计划	护士准备	1. 着装规范	4	2(衣帽不整,扣分)		
		2. 洗手、戴口罩		2(未洗手、未戴口罩,扣分)		
	用物准备	1. 备物齐全	5	2(少一件,扣 1 分,扣完为止)		
		2. 检查装置性能		3(未检查,扣分)		

表 2-11-6(续)

项目		操作要求	分值	扣分标准	扣分	得分
实施	吸痰前	1. 吸引器连接正确	10	3(不正确,扣分)		
		2. 调节负压合适		3(不合适,扣分)		
		3. 戴手套妥当		2(不戴手套,扣分)		
		4. 试吸手法正确		2(不正确,扣分)		
	吸痰中	1. 查对方法正确	20	2(未查对,扣分)		
		2. 协助患者取舒适体位		2(体位不舒适,扣分)		
		3. 插管手法正确		4(不正确,扣分)		
		4. 吸痰顺序正确		4(不正确,扣分)		
		5. 抽吸方法正确,吸痰效果良好		5(不正确,扣分)		
		6. 每次吸痰时间适宜		3(不适宜,扣分)		
	吸痰后	1. 冲洗吸痰管方法正确	15	5(不正确,扣分)		
		2. 观察和处理问题恰当		5(未陈述,扣分)		
		3. 脱手套时机适宜		5(不适宜,扣分)		
	整理记录	1. 整理床单位符合要求	10	2(未整理,扣分)		
		2. 清理用物,污物处理方法正确(符合医疗废物处理原则)		4(未清理,扣分)		
		3. 洗手、记录方法正确		4(未洗手、未记录,扣分)		
评价	操作质量	1. 操作熟练、正确、轻稳,动作连贯	10	3(酌情给分)		
		2. 关爱患者,患者无不舒适感		4(酌情给分)		
		3. 沟通技巧运用恰当		3(酌情给分)		
	操作时间	时间 12 min	5	5(每超时 30 s,扣 1 分)		
	知识提问	回答正确、全面	10	10(酌情给分)		
总分			100			

表 2-11-7　有效咳嗽操作评分标准

项目		操作要求	分值	扣分标准	扣分	得分
评估	患者准备	1. 评估患者的病情、心理状态	7	1(未评估,扣分)		
		2. 向患者解释操作目的		2(未解释,扣分)		
		3. 评估患者的呼吸道通畅情况和咳嗽、咳痰情况		3(未评估,扣分)		
		4. 评估患者知识水平、配合程度		1(未评估,扣分)		
	环境准备	1. 整洁、安静、安全	4	2(未陈述,扣分)		
		2. 温度、湿度适宜		2(未陈述,扣分)		

表 2-11-7(续)

项目		操作要求	分值	扣分标准	扣分	得分
计划	护士准备	1. 着装规范	4	2(衣帽不整,扣分)		
		2. 洗手、戴口罩		2(未洗手、未戴口罩,扣分)		
	用物准备	1. 备物齐全	5	2(少一件,扣 1 分,扣完为止)		
		2. 检查装置性能		3(未检查,扣分)		
实施	湿化气道	1. 温度、湿度适宜	10	3(不适宜,扣分)		
		2. 鼓励饮水		4(未指导,扣分)		
		3. 必要时给予超声雾化吸入		3(未陈述,扣分)		
	翻身叩背	1. 指导患者每 1~2 h 翻身 1 次	20	5(未指导,扣分)		
		2. 协助患者取坐位或侧卧位,体位舒适		5(体位不舒适,扣分)		
		3. 扣背手法正确		5(不正确,扣分)		
		4. 边叩击边鼓励咳嗽		5(未指导,扣分)		
	指导咳嗽	1. 协助患者取坐位方法正确	15	3(不正确,扣分)		
		2. 指导患者深呼吸方法正确		4(未指导,扣分)		
		3. 指导患者有效咳嗽方法正确		6(未指导,扣分)		
		4. 观察患者咳痰效果		2(未观察,扣分)		
	整理记录	1. 整理床单位符合要求	10	3(未整理,扣分)		
		2. 清理用物,污物处理方法正确(符合医疗废物处理原则)		3(未清理,扣分)		
		3. 洗手、记录方法正确		4(未洗手、未记录,扣分)		
评价	操作质量	1. 操作熟练、正确、轻稳	10	3(酌情给分)		
		2. 关爱患者,患者无不舒适感		4(酌情给分)		
		3. 沟通技巧运用恰当		3(酌情给分)		
	操作时间	时间 10 min	5	5(每超时 30 s,扣 1 分)		
	知识提问	回答正确、全面	10	10(酌情给分)		
总分			100			

(二)其他

以个人为单位考核,考核地点为医院或社区,考核内容为鼻导管吸氧法及经口吸痰法的操作。在学生操作的过程中,判断学生的操作是否规范;是否能够正确进行鼻导管吸氧法及经口吸痰法的操作;是否能够与患者进行有效沟通,减轻患者恐惧心理,缓解患者不适;是否能够按照消毒技术规范要求分类处理使用后物品等。同时,对学生的操作速度、熟练程度、操作过程中的安全意识和应急处理能力等方面进行评价。准确率达到 85%及以上为合格。

本课点旨在培养学生学会耐心细致地关心患者的需求，能够与患者积极沟通，增强患者的治疗信心。

六、课后作业

患者：女性，70 岁，因咳嗽、咳痰伴喘息 20 d，加重 7 d 前来就诊。近期，其前往医院门诊，经全面检查后，以慢性支气管炎、慢性阻塞性肺疾病（急性加重期）收入院。

患者有长期厨房油烟接触史，近 40 年几乎每日都在厨房做饭。其有慢性咳嗽、咳痰症状已 18 年。近 4 年来，其逐渐出现活动后喘息、呼吸困难的症状，日常散步稍快就会感到不适。20 d 前，其在接触花粉后咳嗽、咳痰症状加剧，痰液转为黄色脓性，质地黏稠且难以咳出，同时伴有明显的喘息、呼吸困难症状，夜间常因喘息憋醒，食欲也大幅减退。

体格检查结果：脉搏为 105 次/min，呼吸频率为 27 次/min，血压为 130/85 mmHg。患者神志清晰，面色略显苍白，表情紧张，口唇轻度发绀；胸廓呈桶状，说话时气息微弱。触诊触觉语颤明显减弱；叩诊呈过清音；听诊两肺呼吸运动减弱，呼气明显延长，两肺中下野可闻及广泛的干湿啰音。

辅助检查结果：血常规中白细胞计数增高，中性粒细胞比例达到 0.86；C 反应蛋白含量升高。肺功能检查结果显示，FEV_1/FVC[①] 为 58%，其中 FEV_1 占预计值的比例为 48%，残气量/肺总量的值增高。血气分析结果显示，动脉血氧分压为 55 mmHg，动脉血二氧化碳分压（$PaCO_2$）为 50 mmHg。胸部 X 线可见两肺透亮度增加，肺纹理紊乱、稀疏，膈肌低平。

请问：

（1）该患者主要的护理诊断/问题是什么？其中首优问题是什么？

（2）患者被送至病房后，针对首优护理问题，护士应立即采取什么护理措施？

（3）若患者胸前区疼痛、恶心，此时应采取什么处理措施？

（4）为促进患者舒适和康复，还应进一步采取哪些护理措施？

（5）如何对患者及其家属进行健康教育？

七、知识拓展

无创机械通气

无创机械通气是一种无须构建人工气道的机械通气方式，涵盖气道内正压通气和胸外负压通气等类型，其中气道内正压通气的应用最为普遍，下面进行重点介绍。气道内正压通气，也称无创正压通气（non-invasive positive pressure ventilation，NPPV，或 non-invasive positive ventilation，NIPV），其包含双相气道正压（bi-level positive airway pressure/biphasic positive airway pressure，BiPAP）和持续气道正压（continuous positive airway pressure，CPAP）等多种通

① FEV_1（forced expiratory volume in one second）为第 1 秒用力呼气容积；FVC（forced vital capacity）为用力肺活量。

气模式。NPPV 的优势在于无须建立人工气道,能减少人工气道相关并发症,使患者痛苦较小,人机配合度较高,使用也较为便捷。然而其存在一定的局限性,需要患者配合,无法有效进行气道管理,而且漏气会对通气效果产生影响。

(一)适应证

NPPV 主要适用于轻、中度呼吸衰竭患者。此类患者无紧急气管插管指征,生命体征相对稳定且无禁忌证。

1. 呼吸衰竭适用标准

呼吸困难表现:存在中至重度呼吸困难,如 COPD 患者呼吸频率超过 24 次/min,心力衰竭患者呼吸频率超过 30 次/min;呼吸时动用辅助呼吸肌,或出现胸腹矛盾运动。

血气指标异常:pH 值低于 7.35,$PaCO_2$ 高于 45 mmHg,或氧合指数低于 200 mmHg。

2. COPD 相关适用情况

NPPV 主要适用于处于急性加重期的伴有中度呼吸性酸中毒(pH 值为 7.25~7.35)的患者。

NPPV 也适用于处于稳定期,出现乏力、呼吸困难、嗜睡等症状;气体交换异常,如 $PaCO_2$ 达到或超过 55 mmHg,或在低流量氧疗时 $PaCO_2$ 为 50~55 mmHg,且夜间血氧饱和度(SaO_2)低于 88%的累计时间占监测时间的 10%以上;经支气管舒张药、糖皮质激素、氧疗等治疗无效的患者。

3. 心源性肺水肿

NPPV 可改善心源性肺水肿患者呼吸困难症状,提升患者的心脏功能,降低患者的气管插管率和病死率。

4. 其他

NPPV 还适用于以下情况:哮喘急性严重发作、手术后呼吸衰竭、急性呼吸窘迫综合征(acute respiratory distress syndrome,ARDS)、胸壁畸形或神经肌肉疾病、胸部创伤、睡眠呼吸暂停低通气综合征、辅助撤机及辅助支气管镜检查等。

(二)禁忌证

1. 绝对禁忌证

①心跳或呼吸停止。

②自主呼吸微弱、昏迷。

③误吸危险性高,不能清除口咽及上呼吸道分泌物,呼吸道保护能力差。

④颈部和面部创伤、烧伤及畸形。

⑤有上呼吸道梗阻。

⑥有严重低氧血症(PaO_2<45 mmHg)和严重酸中毒(pH 值≤7.20)。

2. 相对禁忌证

①合并其他器官功能衰竭(血流动力学指标不稳定、心律失常、消化道穿孔/大出血及

严重脑部疾病等)。

②未经引流的气胸。

③近期做过面部、颈部、口腔、咽腔、食管及胃部手术。

④有严重感染。

⑤气道分泌物多或有排痰障碍。

⑥患者明显不合作或情绪极度紧张。

⑦有主动脉夹层动脉瘤或胸主动脉瘤。

⑧有脑出血或不可逆的脑损害。

⑨有严重的主动脉或髂动脉血管病变。

⑩有凝血功能异常。

课点 2.12　灌　肠　法

一、学习目标

(一)态度目标

1. 培养严谨的工作态度。学生在学习灌肠法时,应培养严谨的工作态度,认真对待每一个操作步骤,确保灌肠过程的安全和有效。

2. 增强人文关怀意识。在灌肠过程中,学生应增强人文关怀意识,关注患者的感受和需求,提供温馨、舒适的护理服务。

3. 培养持续学习和创新的精神。灌肠法是一项不断发展的护理技术,学生应培养持续学习和创新的精神,不断关注灌肠法的新进展和新技术,提高自己的专业素养和护理水平。

(二)知识目标

1. 理解灌肠法的概念。学生能够准确阐述灌肠法是将一定量的液体由肛门经直肠灌入结肠,以帮助患者清洁肠道、排便、排气或由肠道供给药物或营养,达到确定诊断和治疗目的的方法。

2. 掌握灌肠法的分类。学生能够清晰地区分不保留灌肠(包括大量不保留灌肠和小量不保留灌肠)及保留灌肠,并理解各类灌肠法的应用场景。

3. 了解灌肠法的适应证和禁忌证。学生能够准确识别灌肠法的适应证(如解除便秘、肠胀气,清洁肠道,为肠道手术、检查或分娩做准备等)和禁忌证(如急腹症、消化道出血、妊娠、严重心血管疾病等)。

4. 熟悉灌肠液的选择和温度控制。学生能够根据患者的具体情况选择合适的灌肠液(如 0.1%~0.2% 的肥皂液、生理盐水等),并掌握灌肠液的温度控制原则(一般为 39~41 ℃,降温时为 28~32 ℃,中暑时为 4 ℃)。

(三)技能目标

1. 掌握灌肠法的操作流程。学生能够按照正确的操作流程进行灌肠,包括评估患者情况、准备用物、安置患者体位、插管、灌入灌肠液、观察患者反应、拔出肛管、记录等。

2. 学会灌肠法的注意事项。学生能够掌握灌肠过程中的注意事项,如插管深度、方向、压力控制,灌肠液的用量、温度、浓度、流速等,以及灌肠后的观察和记录方法。

3. 具备处理灌肠过程中可能出现的问题的能力。学生能够识别灌肠过程中可能出现的问题(如液面下降过慢或停止、患者感到不适等),并具备相应的处理能力(如调整灌肠液的温度、浓度、流速,安抚患者情绪等)。

二、前置任务

扫码观看操作相关视频,完成预习。

三、工作流程

(一)成人灌肠法——大量不保留灌肠工作流程

操作前

评估 ⇨

1.核对医嘱、患者姓名、床号。
2.患者评估
(1)全身情况:目前病情,临床诊断,饮食、睡眠及排便情况,意识有无障碍。
(2)局部情况:病变部位、大便的性状及肛周皮肤情况。
(3)心理状态:有无紧张、焦虑情绪,对灌肠的理解、配合程度。
3.用物评估
检查灌肠器、肛管是否符合要求,灌肠液的种类、温度和用量是否符合患者具体情况。

准备 ⇨

1.操作准备
着装整洁符合要求,指甲不长,洗手,戴口罩。
2.用物准备
(1)治疗盘内放置一次性灌肠器、弯盘、水温计、量杯、润滑剂、棉签、手套、尿垫等。
(2)便盆、屏风、绒毯、输液架。
(3)遵医嘱准备灌肠溶液。
3.患者准备
解除思想顾虑,缓解焦虑、紧张情绪,主动配合。
4.环境准备
关闭门窗,用屏风遮挡。

操作中

实施 ⇨

1.备齐用物，携带至患者床旁，核对床号、姓名，做好解释工作。

2.关门窗，遮挡患者。

3.协助患者取左侧卧位，双膝屈曲，退裤至膝部，上腿弯曲，下腿伸直或稍弯，臀部移至床沿，垫尿垫于臀下，将弯盘置于臀边，盖好绒毯。

4.对于肛门括约肌失去控制能力者，可以取仰卧位，臀下置便盆，盖好绒毯，仅暴露臀部。

5.将灌肠器挂于输液架上，筒内液面高于肛门40~60 cm，戴手套。

6.润滑肛管前端，排尽管内气体，夹紧管腔。

7.左手垫卫生纸分开肛门，暴露肛门口，嘱患者深呼吸，右手持肛管轻轻插入直肠7~10 cm，固定肛管，开放管夹，使液体缓缓流入。

8.密切观察筒内液面下降速度和患者的情况，依个体差异灌入适量的溶液。

9.待溶液将流完时，关闭调节器，用手纸包住肛管并拔出，将肛管放在弯盘内，清洁患者肛门。

10.嘱患者平卧，尽量保留5~10 min后再排便，对不能下床者应给予便盆。

11.待患者排便完毕，取出便盆，整理用物(一次性用物毁形后消毒)，开窗通风。

操作后

整理用物 ⇨

1.观察大便性状，必要时留取标本送检。
2.礼貌告退。
3.洗手，在体温单大便栏目处记录灌肠结果。

(二)婴幼儿灌肠法工作流程

操作前

准备 ⇨

1.环境准备
保持适宜的环境温度(26~28 ℃)，保持安静。
2.护士准备
操作前洗手、戴口罩。

评估 ⇨

评估患儿身体，了解其腹胀和排泄情况。

操作中	核对	携用物至床旁，核对床号、姓名，向患儿及其家属解释操作目的，取得配合。
	床单位	(1)闭门窗，遮挡患儿，挂灌肠袋于输液架上，灌肠袋液面距患儿臀部所在平面30～40 cm。 (2)将枕头竖放，使其厚度与便盆高度相等，在下端放便盆。 (3)将垫枕一端放于枕头上，一端放于便盆之下，防止污染床单元。
	体位准备	协助患儿脱去裤子，取仰卧位于枕头上，解开尿布，如无大小便，可用尿布垫在臀部和便盆之间。将患儿臀部放于便盆宽边上，双膝屈曲，约束并固定患儿，适当遮盖患儿，为其保暖。
	再次核对	再次核对相关信息，戴手套，排净肛管前端空气，用止血钳夹闭橡胶管，润滑肛管前端。分开患儿臀部，显露肛门，将肛管缓缓插入肛门，婴儿插入2.5~4.0 cm，幼儿插入5.0~7.0 cm。用手固定肛管，可用一块尿布覆盖于会阴部，以保持床单位清洁。
	灌肠	1.松开止血钳，使液体缓缓流入。护士一手持肛管，同时观察灌肠液下降速度和患儿情况。 2.灌肠后夹紧肛管，用卫生纸包裹后轻轻拔出，将其放入弯盘内。让患儿保留数分钟后再排便，如果患儿不能配合，可用手夹紧患儿臀部两侧。 3.协助患儿排便，擦净其臀部，取下便盆，包好尿布，整理床单位。 4.核对相关信息，清理用物，洗手并记录。
操作后	整理用物	1.按消毒技术规范要求分类处理使用后的物品。 2.做好各项登记工作。

(三)相关知识点、技能点和态度点(表 2-12-1)

表 2-12-1　相关知识点、技能点和态度点

流程	内容
操作前	K:了解大量不保留灌肠的适应证。 K:了解大量不保留灌肠的禁忌证。 K:了解小量不保留灌肠的适应证。 K:了解小量不保留灌肠的禁忌证。 S:能够全面、准确地为患者做好大量不保留灌肠前的各项准备工作。 S:能够全面、准确地为患者做好小量不保留灌肠前的各项准备工作。 A:严谨求实

表 2-12-1(续)

操作中	K:掌握大量不保留灌肠液体的配制方法。 K:掌握大量不保留灌肠的目的。 K:掌握小量不保留灌肠液体的配制方法。 K:掌握小量不保留灌肠的目的。 S:掌握大量不保留灌肠的操作方法与流程,准确为患者进行大量不保留灌肠。 S:能够用正确的方法排除大量不保留灌肠过程中出现的各种障碍。 S:能够根据具体的案例,按照正确的流程和要求完成大量不保留灌肠的技术操作。 S:能够正确调节大量不保留灌肠液体的速度。 S:掌握小量不保留灌肠的操作方法与流程,准确为患者进行小量不保留灌肠。 S:能够用正确的方法排除小量不保留灌肠过程中出现的各种障碍。 S:能够根据具体的案例,按照正确的流程和要求完成小量不保留灌肠的技术操作。 S:能够正确调节小量不保留灌肠液体的速度。 A:关爱患者,保护患者隐私
操作后	K:掌握大量不保留灌肠的操作注意事项。 K:记住物品分类知识。 K:掌握小量不保留灌肠的操作注意事项。 K:记住物品分类知识。 S:在大量不保留灌肠过程中能够与患者进行有效沟通,减轻患者恐惧心理,缓解患者不适。 S:在小量不保留灌肠过程中能够与患者进行有效沟通,减轻患者恐惧心理,缓解患者不适。 S:能够按消毒技术规范要求分类处理使用后物品。 A:关爱患者

四、教学内容

(一)常用灌肠部位

1. 小肠的结构

小肠位于腹中,上端接幽门且与胃相通,下端通过阑门与大肠相连。小肠一般根据形态和结构变化分为 3 段,分别为十二指肠、空肠和回肠。

(1)十二指肠

十二指肠位于腹腔的后上部,全长约 25 cm。它的上部(又称球部)连接胃幽门,是溃疡的好发部位。肝脏分泌的胆汁和胰腺分泌的胰液,通过胆总管和胰腺管在十二指肠上的开口排泄到十二指肠内以消化食物。

(2)空肠

空肠连接十二指肠,约占小肠全长的 2/5,位于腹腔的左上部。空肠负责对食物进行进一步的消化和吸收。

(3)回肠

回肠位于右下腹,约占小肠全长的 3/5。回肠连接空肠和大肠,负责将未被吸收的食物残渣输送到大肠。空肠和回肠之间没有明显的分界线。

(4)小肠管壁

小肠管壁由黏膜、黏膜下层、肌层和浆膜构成。其结构特点是管壁有环形皱襞,黏膜表面有许多绒毛,绒毛根部的上皮下陷至固有层,形成管状的肠腺,其开口位于绒毛根部之间。绒毛和肠腺与小肠的消化和吸收功能关系密切。

2. 大肠的结构

大肠是消化管的下段,全长约 1.5 m,围绕于空肠、回肠的周围。大肠分为盲肠、阑尾、结肠、直肠和肛管 5 部分。下面对部分进行介绍。

(1)盲肠

盲肠是大肠的起始部,长 6~8 cm,其下端为盲端,上续升结肠,左侧与回肠相连接。回肠末端向盲肠的开口,称回盲口。此处肠壁内的环行肌增厚,并覆以黏膜而形成上、下两片半月形的皱襞,称为回盲瓣。此瓣的作用为阻止小肠内容物过快地流入大肠,以便食物在小肠内得到充分的消化吸收,并可防止盲肠内容物逆流回小肠。

(2)结肠

结肠是介于盲肠与直肠之间的一段大肠,整体呈 M 形,包绕于空肠、回肠周围。结肠分为升结肠、横结肠、降结肠和乙状结肠 4 部分。结肠具有结肠带、结肠袋和肠脂垂 3 种特征性结构。

(3)直肠

直肠是消化管位于盆腔下部的一段,全长 10~14 cm。直肠的主要功能是暂时储存粪便,并在适当的时机将其通过肛门排出体外。

(4)肛管

肛管的上界为直肠穿过盆膈的平面、下界为肛门,长约 4 cm。肛管被肛门括约肌包绕,平时处于收缩状态,有控制排便的作用。

(5)大肠管壁

大肠管壁由黏膜、黏膜下层、肌层和外膜组成。其黏膜表面光滑,无绒毛,但在结肠袋之间的横沟处有半月形皱襞,在直肠下段有 3 个横行的皱襞(直肠横襞)。大肠的主要功能是吸收水分和电解质,将食物残渣形成粪便并排出体外。

(二)常用灌肠溶液

1. 清洁性灌肠溶液

(1)肥皂液

肥皂液是医院常用的灌肠溶液,常用于给肛肠科手术患者清洁肠道,能够将靠近肛门的乙状结肠和直肠中的粪便、肠内容物清理干净,为肛肠科手术提供清洁视野。同时,肥皂液也能够润滑肠道,帮助硬便通过,有助于缓解便秘。

(2)生理盐水

生理盐水是一种平衡液,使用其灌肠能够软化大便,促进大便排出,有利于减少大便在肠道内停留的时间,减少肠毒素吸收。同时,生理盐水还可以用于肠道抗感染的灌肠治疗。

(3)聚乙二醇电解质散剂

聚乙二醇电解质散剂是临床上常用的泻药,可以用于术前肠道清洁准备、肠镜及其他检查前的肠道清洁准备。它可以通过渗透作用,使肠道内保持足够的水分,软化粪便,从而帮助患者顺利排便。

2. 滋润性灌肠溶液

(1)甘油灌肠剂

甘油灌肠剂主要用于缓解便秘,它可以润滑肠道,帮助硬便通过。甘油灌肠剂还可以刺激肠道蠕动,促进排便。

(2)开塞露

开塞露也是一种常用的滋润性灌肠溶液,它可以起到润滑肠道的作用,帮助患者排出大便。开塞露一般与生理盐水等溶液配合使用,以增强其润滑效果。

3. 药物性灌肠溶液

(1)硫酸镁溶剂

硫酸镁溶剂是一种常用的药物性灌肠溶液,它可以刺激肠道蠕动,促进排便。硫酸镁溶剂还可以用于肠道抗感染的灌肠治疗,通过渗透作用,帮助肠道内的炎症物质排出。

(2)抗生素溶液

对于肠道感染的患者,可以使用含有抗生素的灌肠溶液进行治疗。抗生素可以直接作用于肠道内的病原体,抑制其生长和繁殖,从而缓解肠道感染症状。

(3)中药灌肠溶液

中药灌肠溶液通常由多种中药组成,这些中药根据患者的具体病情和体质进行选择。常见的中药灌肠溶液包括蒲公英、紫花地丁、红藤、败酱草、乳香、没药、徐长卿、鸭跖草等煎汁浓缩而成的药液。这些中药具有清热解毒、活血化瘀、消肿止痛等功效,可以针对肠道炎症、便秘等症状进行治疗。

五、注意事项

(一)成人灌肠法注意事项

(1)灌肠溶液的选择应根据患者的具体情况而定,包括年龄、病情、灌肠目的等。

(2)灌肠溶液的温度应控制在适宜范围内,一般为 39~41 ℃,以避免给患者造成不适。

(3)灌肠过程中应注意观察患者的反应,如有不适应及时停止灌肠并寻求医生帮助。

(4)灌肠后应注意患者的排便情况,如有异常应及时就医。

(二)婴幼儿灌肠法注意事项

(1)婴幼儿需要使用等渗液灌肠,灌肠液量遵医嘱而定,一般小于 6 个月的患儿每次约为 50 mL;6 个月至 1 岁的患儿每次约为 100 mL;1~2 岁的患儿每次约为 200 mL;2~3 岁的患儿每次约为 300 mL。

(2)灌肠过程中注意保暖,避免受凉。

(3)选择型号适宜的灌肠袋,动作应轻柔,如溶液注入或排出受阻,可协助患儿更换体位或调整肛管插入的深度。粪便排出不畅时可以按摩腹部,促进排出。

(4)灌肠过程中及灌肠后应注意观察患儿病情,发现其面色苍白、异常哭闹、腹胀或排出液为血性时,应立即停止灌肠,并和医生联系。

(5)准确测量灌入量和排出量,应达到出入量基本相等或出量大于注入量。

六、学习产出

(一)技能考核评分标准

技能考核中,85分及以上为合格(表2-12-2)。

表2-12-2 婴幼儿灌肠法技术操作要求和评分标准

项目	技术操作要求	分值	得分
实训目的(口述)	1. 促进肠蠕动,解除便秘,减轻腹胀	2	
	2. 清洁肠道,为检查或手术做准备	2	
	3. 清除肠道有害物质,减轻中毒	2	
	4. 掌握镇静剂的使用	2	
操作用物	治疗盘、一次性灌肠袋、血管钳、一次性垫单、弯盘、卫生纸、手套、润滑剂、量杯、水温计、输液架、便盆、尿布。根据医嘱备灌肠液,溶液温度为39~41 ℃	10	
准备	1. 环境准备 保持适宜的环境温度(26~28 ℃),保持安静	2	
	2. 护士准备 操作前洗手、戴口罩	2	
评估	评估患儿身体情况,了解其腹胀和排泄情况	2	
操作步骤	1. 携用物至床旁,核对床号、姓名,向患儿及其家属解释操作目的,取得配合	5	
	2. 关闭门窗,遮挡患儿,挂灌肠袋于输液架上,灌肠袋液面距患儿臀部所在平面30~40 cm	5	
	3. 将枕头竖放,使其厚度与便盆高度相等,在下端放便盆	5	
	4. 将垫枕一端放于枕头上,一端放于便盆之下,防止污染床单位	5	
	5. 协助患儿脱去裤子,取仰卧位于枕头上,解开尿布,如无大小便,可用尿布垫在臀部和便盆之间。将患儿臀部放于便盆宽边上,双膝屈曲,约束并固定患儿,适当遮盖患儿,为其保暖	5	
	6. 再次核对相关信息,戴手套,排净肛管前端空气,用止血钳夹闭橡胶管,润滑肛管前端。分开患儿臀部,显露肛门,将肛管缓缓插入肛门,婴儿插入2.5~4.0 cm,幼儿插入5.0~7.0 cm。用手固定肛管,可用一块尿布覆盖于会阴部,以保持床单位清洁	5	

表 2-12-2(续)

项目	技术操作要求	分值	得分
操作步骤	7. 松开止血钳,使液体缓缓流入。护士一手持肛管,同时观察灌肠液下降速度和患儿情况	5	
	8. 灌肠后夹紧肛管,用卫生纸包裹后轻轻拔出,将其放入弯盘内。让患儿保留数分钟后再排便,如果患儿不能配合,可用手夹紧患儿臀部两侧	5	
	9. 协助患儿排便,擦净其臀部,取下便盆,包好尿布,整理床单位	5	
	10. 核对相关信息,清理用物,洗手、记录	5	
整理记录	1. 按消毒技术规范要求分类处理使用后的物品	2	
	2. 做好各项登记工作	2	
操作后评价	1. 患儿安静、舒适,配合治疗	2	
	2. 语言通俗易懂、态度和蔼,与家属沟通有效	2	
	3. 关爱患儿,密切关注患儿的反应和呼吸情况	2	
	4. 全过程动作熟练、规范符合操作原则	2	
人文关怀	关心爱护患儿,注意保护其隐私和为其保暖	2	
操作质量	操作熟练,有条不紊	2	
注意事项	1. 婴幼儿需要使用等渗液灌肠,灌肠液量遵医嘱而定,一般小于6个月的患儿每次约为50 mL;6个月至1岁的患儿每次约为100 mL;1~2岁的患儿每次约为200 mL;2~3岁的患儿每次约为300 mL	2	
	2. 灌肠过程中注意保暖,避免受凉	2	
	3. 选择型号适宜的灌肠袋,动作应轻柔,如溶液注入或排出受阻,可协助患儿更换体位或调整肛管插入的深度。粪便排出不畅时可以按摩腹部,促进排出	2	
	4. 灌肠过程中及灌肠后应注意观察患儿病情,发现其面色苍白、异常哭闹、腹胀或排出液为血性时,应立即停止灌肠,并和医生联系	2	
	5. 准确测量灌入量和排出量,应达到出入量基本相等或出量大于注入量	2	
总分		100	

(二)其他

以个人为单位考核,考核地点为医院或社区,考核内容为灌肠法的操作。在学生操作的过程中,判断学生的操作是否规范;是否能够准确识别和处理灌肠法的不良反应;是否能够与患者进行有效沟通,减轻患者恐惧心理,缓解患者不适;是否能够按照消毒技术规范要求分类处理使用后物品等。同时,对学生的操作速度、熟练程度、操作过程中的安全意识和应急处理能力等方面进行评价。准确率达到85%及以上为合格。

本课点旨在培养学生的职业素养、沟通技巧和人文关怀能力。

七、课后作业

1. 患者:王某,78 岁。护士小 A 在夜班时为该患者执行清洁灌肠操作,但在操作过程中存在多处不规范之处,导致灌肠液意外喷出,弄脏衣物。

请问:

(1)请分析护士小 A 在灌肠操作中可能存在哪些不规范之处?

(2)如何避免类似事件的发生?

2. 患儿:小乐,8 个月,家长代诉其最近便秘,3 d 未进行排便。遵医嘱为患儿进行大量不保留灌肠。

请问:

(1)如何摆放患儿体位?

(2)操作中的注意事项有哪些?

八、知识拓展

(一)智能化操作

随着医疗技术的不断进步,灌肠法也在向着智能化方向发展。例如,一些先进的灌肠设备已经实现了自动化控制和精准给药,大大提高了灌肠的效率和安全性。

(二)个性化治疗方案

针对不同患者的具体情况,制定个性化的灌肠治疗方案十分必要。这包括选择合适的灌肠液、调整灌肠的频次和剂量等,以更好地满足患者的治疗需求。

(三)新技术应用

如大肠水疗等新技术在灌肠法中的应用,为患者提供了更加舒适、有效的治疗体验。这些新技术不仅提高了灌肠的治疗效果,还减轻了患者的痛苦和不适感。

(四)灌肠液的创新

除了传统的生理盐水、肥皂液等灌肠液外,近年来还出现了一些新型的灌肠液,如中药灌肠液、益生菌灌肠液等。这些新型灌肠液在改善肠道环境、促进肠道健康方面具有独特的优势。

参考文献

[1] 徐旭东,武志兵. 人体解剖学[M]. 2 版. 北京:中国医药科技出版社,2022.

[2] 李继承,曾园山. 组织学与胚胎学[M]. 9 版. 北京:人民卫生出版社,2018.

[3] 卢次勇,王建明. 预防医学[M]. 5 版. 北京:人民卫生出版社,2022.

[4] 李小寒,尚少梅. 基础护理学[M]. 7 版. 北京:人民卫生出版,2022.

[5] 尤黎明,吴瑛. 内科护理学[M]. 7 版. 北京:人民卫生出版社,2022.

[6] 李乐之,路潜. 外科护理学[M]. 7 版. 北京:人民卫生出版社,2021.

[7] 安力彬,陆虹. 妇产科护理学[M]. 7 版. 北京:人民卫生出版社,2022.

[8] 司传平. 医学免疫学[M]. 5 版. 北京:人民卫生出版社,2022.

[9] 唐四元. 生理学[M]. 5 版. 北京:人民卫生出版社,2022.

[10] 杨俊卿. 陈立. 药理学[M]. 5 版. 北京:人民卫生出版社,2021.

[11] 崔焱,张玉侠. 儿科护理学[M]. 7 版. 北京:人民卫生出版社,2021.

[12] 步宏,王雯. 病理学与病理生理学[M]. 5 版. 北京:人民卫生出版社,2022.

[13] 齐齐哈尔工程学院. 应用型课程建设指南(2024 年版)[A]. 齐齐哈尔:齐齐哈尔工程学院,2024.

[14] 张苗,高悦,张艳,等. 基于产教融合的护理学专业应用型人才培养模式研究[J]. 数据,2022(4):180-182.

[15] 焦俊波. 产教融合背景下护理专业人才培养分析及思考[J]. 中国教育技术装备,2022(10):146-149.

[16] 沈成万,吴碧昭,兰兴斌,等. 产教融合背景下高校创新型护理学人才培养机制探究[J]. 卫生职业教育,2023,41(24):36-39.

[17] 张敬伟. 产教融合背景下护理学专业院校共育人才培养研究[J]. 公关世界,2023(23):73-75.